家族の身体を守る

医学的
ライフハック

medical life hacks

おると

KADOKAWA

はじめに

整形外科医の「おると」と申します。

整形外科医として働きながら、その傍《かたわ》ら、X（旧Twitter）をはじめとするさまざまなメディアを通じて、できるだけわかりやすく、医療や医療ニュースの解説、医療系ライフハックなどの発信をしてきました。

現在、ネット上には膨大な量の医療や健康に関する情報が流れ続けています。しかし残念なことに、それらの情報は正しいものばかりではありません。むしろ、医学的に誤ったものや誤解を招くようなもののほうが多い可能性まであります。

ネット上に浮かんでは消える怪しい情報や変なライフハックはネタとしてなら多少許される面もあるとは思いますが、それが医療や健康にまつわるテーマとなった場合、笑いごとでは済ませなくなる場合があります。

なぜなら、間違った医療・健康情報を信じたばかりに健康被害を受けてしまうということがしばしば起こりうるからです。

医療・健康にまつわる怪しく危険な情報は、SNS上で見ない日はないほどよく遭遇します。そのためか、X（旧Twitter）などでは医療関係者のアカウントを中心に、誤情報の修正や正しい医療情報の啓発に尽力されています。

このような情報の発信元には、自身の商売に誘導するためにわざと標準医療などを否定するようなものから、医学的に危険な方法であることを知らずに思いつきで「これいいよ！」とすすめているもの、すでに悪意ある何者かに洗脳されて誤情報を「隠された真実」と認識し、広めようと躍起になっている人などなど、実に多種多様です。

また、危険な情報はSNS上だけではなく、実際の知人からすすめられたりするケースも少なくありません。

例えば、2015年には1型糖尿病を患う男児（当時7歳）に治療と称してインスリンを投与させず衰弱死させたという事件があり、殺人罪で建設業の男が逮捕され、両親は保護責任者遺棄致死の疑いで書類送検となりました。

被告は医学に頼らずに「難病を治せる」と標榜《ひょうぼう》し、母親に「インスリンは毒」「従わなければ助からない」としつこく働きかけて投与をやめさせています。そして「命を救うには従うしかない」と思い込んだ母親を利用し、治療法に半信半疑だった父親も母親を通じて同調させました。

もし自分が子どものためにしてあげたこと、情報を仕入れてきたことなどが実は危険な方法で、実施したことにより子どもに健康被害が出てしまったり死んでしまったり……などということが起こってしまうと、親としてはいくら悔やんでも悔やみきれないことでしょう。

だからこそ、医学や健康にまつわるテーマについては、できるだけ正確で、間違いのない情報を多くの人たちに届けたいと考え、医学的なライフハックの投稿を続けてきました。

このたび、書籍化の機会をいただいて、今まで続けてきたツイートやポストをまとめ、さらに細かく解説を追加した強化版が作れないかと考え、子どもたちとその家族にとって本当に役立つ情報を集めた医学的ライフハックの書籍バージョンを作成しました。それが本書ということになります。

ツイートやポストでバズッたものやネットニュースなどでも話題になったものについては、再度取り上げ、さらに情報を補足し、優しくわかりやすく解説することを心がけました。

外傷や事故など、専門である整形外科の話題が多くなりますが、ほかにも、子どもと家族の命を守っていくうえで、どうしても触れておきたいというテーマについては、専門領域以外についても触れさせていただいています。

改めていうまでもありませんが、本書で提案する情報はできる限り医学的なエビデンスに基づき、より安全な方法を提案させていただいています。

本書は、1章～5章（＋終章）という構成になっています。

子どもたちが学校の行き帰りや遊びに出かけた先で出合うような危険な出来事に対して親と子どもがどう対処したらいいか、子どもの成長にまつわるよくある悩み、緊急事態に陥《おちい》ってしまったときの救命処置、スポーツに関わるケガやその手当てなど……。

もちろんページに限りがありますので、すべてのテーマに答えることはできませんでしたが、できる限り幅広く答えようと努めたつもりです。

順を追って読んでいただいてももちろんかまいませんし、それぞれの項目は独立していますので、興味をひかれたところから読んでいただいてもかまいません。

読んで覚えた知識は、噛み砕いて子どもにしっかり教えてあげることにより、自分の知識はより強化され、安全対策は次の世代へつながれていくことでしょう。

転んだ子どもの痛いところに親が手を当ててあげるかのように、本書も、「大丈夫だよ、こんなときはこうすればいいよ」という情報を集めました。

お届けする医学的ライフハックが、みなさんの日々の健康を守るうえで少しでも役に立つことを心から願っています。

おると

目次

Chapter 2
子育て＆子どもの成長にまつわる病気や危険

Chapter 3 専門医が教える！家族を守るために役立つ整形外科の新常識

Chapter 4 今さら聞けない整形外科の常識と疑問

Chapter 5
スポーツ好きのご家庭が知っておきたい医学知識

終章

Staff
執筆協力／速水千秋
デザイナー／谷由紀恵
DTP／エヴリ・シンク
イラスト／ばばめぐみ
校正／一條正人
編集／戸田竜也（KADOKAWA）

Chapter

1

実は間違っている!?
身近なトラブルの
対処法

子どもが転んだり、高いところから落ちたりしたら、どうしたらいい？

Check

- 子どもの転落外傷は非常に多く、しかも、頭部のケガが約6割を占める
- 転落後、子どもがどんな様子だったら、受診すべきか

子どもの転落外傷は頻繁に起こる事故の1つです。

消費者庁が実施した調査では、乳幼児の育児経験がある保護者の約4割が子育て中に転落や転倒事故の経験があるという報告があります。

令和3年、東京消防庁管内でケガで救急搬送された12歳以下の乳幼児や児童は1万3027人。このうち転落事故が2331人、転倒事故が2195人を占めました。

医療機関を通じて消費者庁に寄せられた事故情報では、入院を

必要とする事故のうち転落事故が最も多く、約3割を占めていました。その約6割が頭部を受傷し、高い所に限らず、比較的低い所からの転落であっても、頭部の骨折や頭蓋《ずがい》内損傷の事故が発生していました。

なぜ子どもに頭部外傷が多いのかというと、身体の大きさに比べて頭が大きく重いことが関係しています。

特に乳幼児は頭が大きいため、重心が高くバランスが悪いため転倒転落が起きやすく、転落すれば重い頭部から落ちるため、頭を打つ可能性が高くなります。

また、子どもは自分の興味の対象に気をとられやすく、危険察知能力にも乏しいので、遊びに夢中になると、しばしば簡単に高所から落ちます。

落ちる場所は、年齢によっても違ってきますが、安全柵のないベビーベッドや、自転車の補助イス、抱っこひもの隙間から落ちることもあります。

少し大きな子どもの場合、外遊びで遊具から落ちることもありますが、特に生命に危険を及ぼす可能性が高く気をつけなければならないのが、窓やベラン

（危ない！　子どもの転落事故）

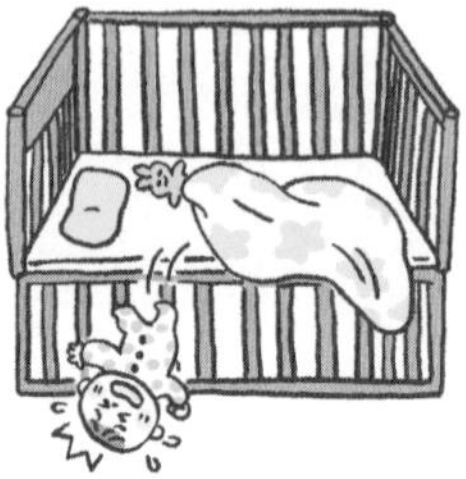

ベビーベッドの転落防止用の柵は常に上げておく

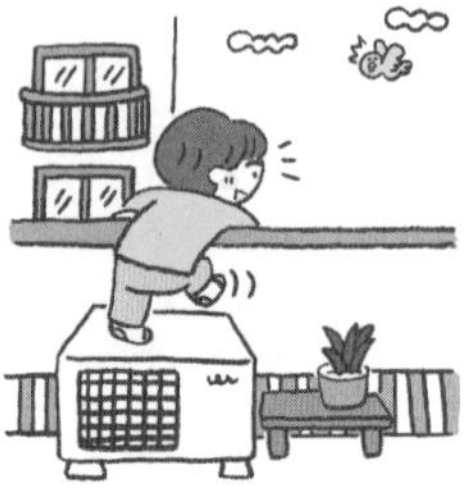

窓やベランダの手すり付近に足場になるような物を置かない

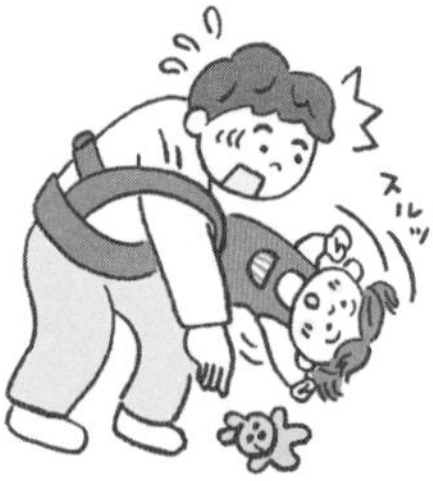

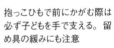

抱っこひもで前にかがむ際は必ず子どもを手で支える。留め具の緩みにも注意

ダからの転落です。自宅2階の窓際にある机によじ登って、窓の網戸を突き破って落ちたという例もありますし、ベランダに置いてある植木台やエアコンの室外機などを使い、ベランダの手すりを越えてしまったりなど、いろいろなパターンがあります。

子どもの場合、たとえ2階からの転落でもかなりの高さになりますので、大きなダメージを受けかねません。

では、転落事故などで子どもが頭を打ってしまった場合、どう対処すればよいでしょうか。

ただちに救急車を呼んだほうがいいような緊急事態の場合はまだわかりやすいかも

しれませんが、状態がそこまで悪くなくて、判断に迷うケースもあるでしょう。

このまま様子を見ておいてもいいのかどうか……。

あくまでも目安ですが、すぐに救急車を呼ぶべきケースと、速やかに病院を受診したほうがよいケースに分けてお話ししてみましょう。

●救急車を呼ぶケース

・意識がない
・反応が弱くなってきている
・けいれんしている
・手足に麻痺がある

●速やかな受診がすすめられるケース

・手足の動きが悪い
・なんとなく様子がいつも違う
・元気がなく、ぼんやりしたり、眠りがちになってくる
・出血が止まらない

・吐き気がある
・食欲がない（普段だったら食べるのに、食べない）
・頭痛がひどくなる

いつもの子どもの様子がわかっている親から見たとき、明らかに子どもの状態がおかしいと感じたときは、速やかに病院を受診し、診察を受けておくといいでしょう。

医療機関によっては小児対応をしていない場合もあるので、救急車を呼ばない場合は、必ず一度病院に問い合わせをすることをおすすめします。「やっぱり、あのとき診《み》てもらえばよかった」と後悔するよりは、診てもらってその時点での評価をしておくべきでしょう。

また、頭を打った場合、少し時間がたってから症状が出てくるケースもあります。

そのため頭を打った場合には、受傷から丸一日くらいはしっかり子どもの様子を観察する必要があります。

受傷後は、①激しい運動を避ける、②遠出は避ける、③お風呂はさっと洗う程度で、④暴飲暴食をしない、などに気をつけて過ごすようにしましょう。

もしも頭の痛みがだんだん強くなってきたり、吐き気や嘔吐《おうと》がしだいに見られるようになるなど、状態が悪化してきているようだったら、すぐに受診することをおすすめします。

また、頭部外傷のあとはしばらくスポーツなどを控えておくことも重要です。短期間のうちに再び頭部外傷を受傷してしまった場合、重症化しやすく、命に関わる危険性が高いとされています。

子どもの交通事故の特徴とは？

Check

- 子どもの交通事故には、時期や時間帯の特徴がある
- 登下校の時間帯にはドライバーもぜひ注意を払って

子どもの交通事故には、実は特徴があります。

・小学生（特に小学1・2年生）は歩行中の事故が多く、死傷者数は7歳がピーク

・新学期開始から夏休みまで（4月〜7月）、秋（10月〜11月）に多い

・登下校の時間帯に多い（7時台、15時台〜17時台）

平成24年〜28年までの5年間の年齢別の歩行中死傷者数のグラフを見てもらえば、7歳が多いことがわかります。

(年齢別では7歳［小学1・2年生］の死傷者数が最も多い)

年齢別歩行中の死傷者数　5年（平成24-28）の平均

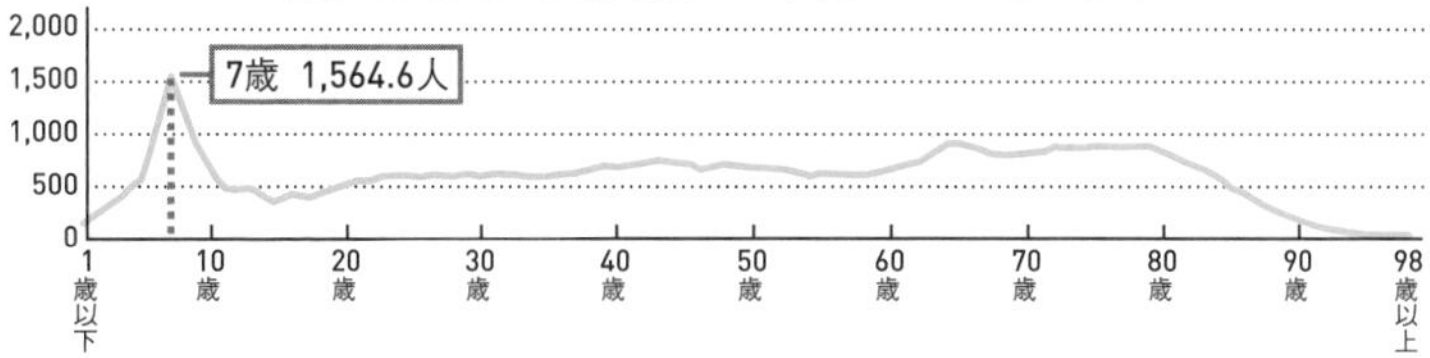

年齢別歩行中の死傷者数（人口10万人あたり）　5年（平成24-28）の平均

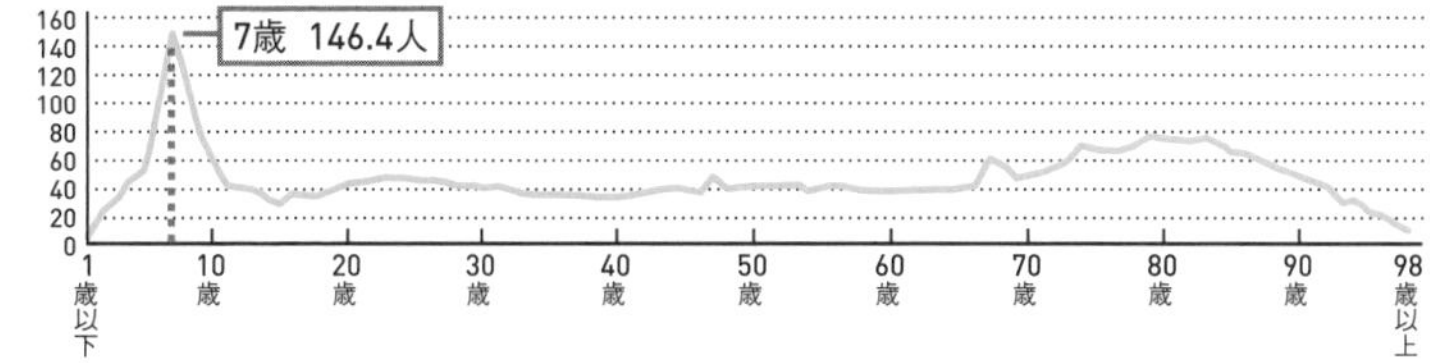

出典：警察庁Webサイト「子供等の交通事故について」より

なぜ、こうした結果になってしまうかについては、幼稚園児から小学生になるという環境の変化が起こったことが大きな影響を及ぼしていると考えられています。

幼稚園児のときは、幼稚園や保育園への送り迎えなども保護者とともに行動することがほとんどでした。それが小学生になると、通学など一人で行動する機会が出てきます。

しかし、一人で行動することに慣れていませんので、新入生の新学期は、とりわけ事故が発生しやすくなってしまうと考えられます。

次に、小学生が歩行中に起こした法令違反

（歩行中児童の交通事故の内訳）

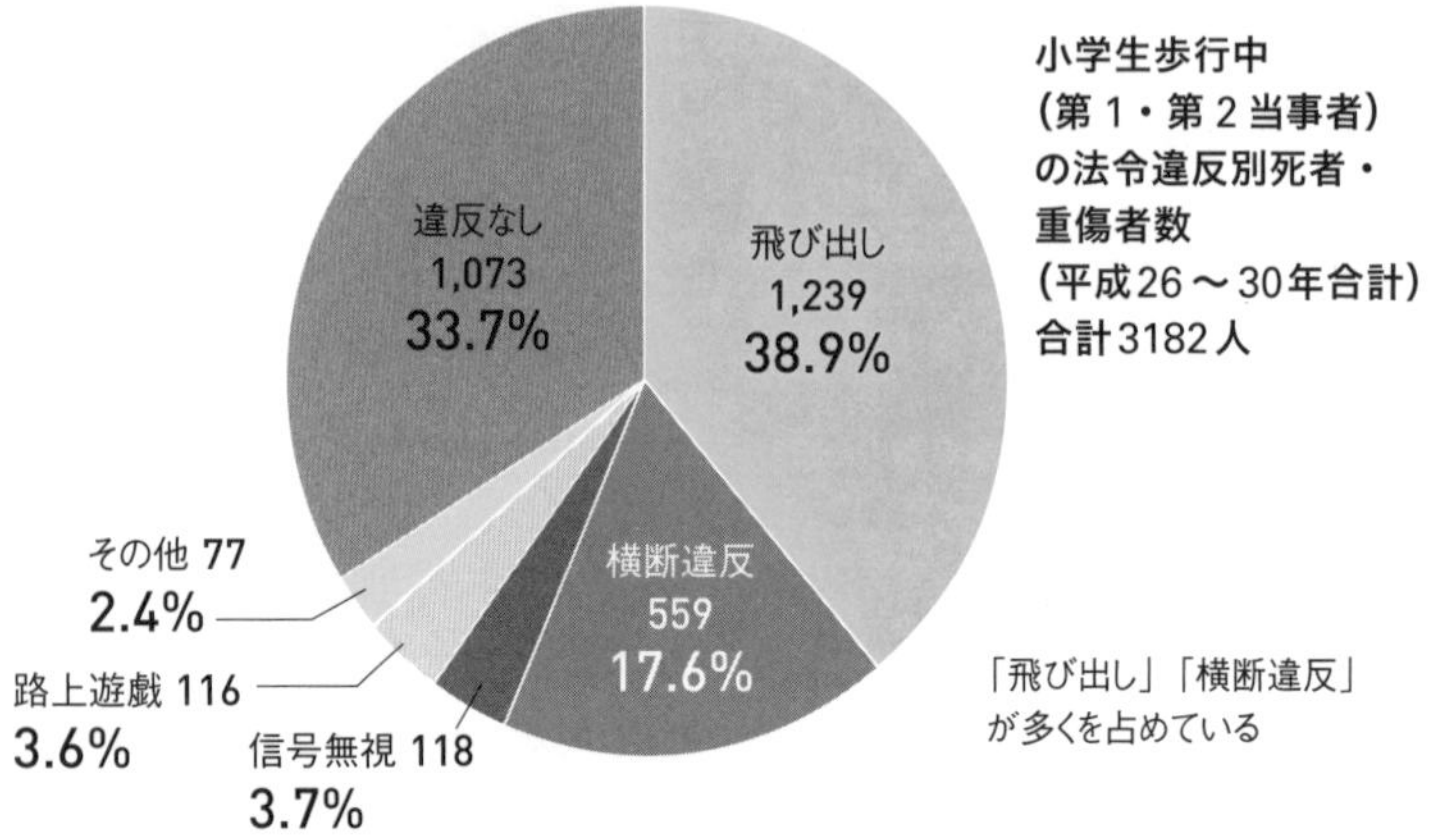

出典：警察庁交通局「歩行中児童の交通事故の特徴等について」より

別死者・重傷者数（平成26年～30年）の警察庁のデータを見てみましょう。最も多い原因は「飛び出し」38・9％。第二位は「横断違反」で17・6％となっています。

子どもは興味をひかれたものに一目散に向かってしまいます。何かに夢中になると周囲への注意を払えなくなるので、安全を確かめるのも忘れて、飛び出したり、渡ってはいけないところを渡ってしまったりするわけです。しかも、子どもの視野は大人の約３分の２程度しかないといわれています。

つまり、大人には見えている信号機や左右から来る車が、子どもには見えていないということがしばしば起こります。

もちろん、子どもたちに交通ルールをしっかり教えることも必要でしょう。家庭での交通安全教育を十分に行うことは交通事故を防ぐことにつながるはずですが、それだけは足りないのかもしれません。

むしろ、大人の側もこれまで以上に子どもたちを守っていくという意識を高めていくことが必要でしょう。

ドライバーとして通常の安全運転を心がけていたにもかかわらず、不意に子どもが飛び出してきて、あわてて急ブレーキを踏んだ経験がある方もいらっしゃるでしょう。

また、小学3年生以降では自転車による事故が増えていく傾向にあり、死傷者数では16歳がピークとなります。

学生たちが事故に遭《あ》いやすい登下校の時間帯や、新学期や秋などの事故が増える季節は、いつもよりも速度を落とした運転を心がけてみてはいかがでしょうか。

自転車事故のケガ防止のためヘルメットをかぶろう!

Check

- 小学3年生以降増えていく自転車事故。ケガ防止のため、ヘルメット着用は必須
- 自転車の死亡事故は約6割が頭部損傷。ヘルメット非着用の致死率は着用時の約2倍にも

小学校低学年までは歩行中の事故が多いのですが、小学3年生以降になると自転車の事故が増え、死傷者数は16歳がピークとなります。

自転車事故の場合、特に強調しておきたいのがヘルメットの重要性です。

改正道路交通法の施行によって令和5年4月から自転車利用者すべてのヘルメット着用が努力義務化されましたが、これもヘルメット非着用で事故に遭うことが、大きな危険をもたらす可能性が高い

（自転車の事故［死亡者］の内訳）

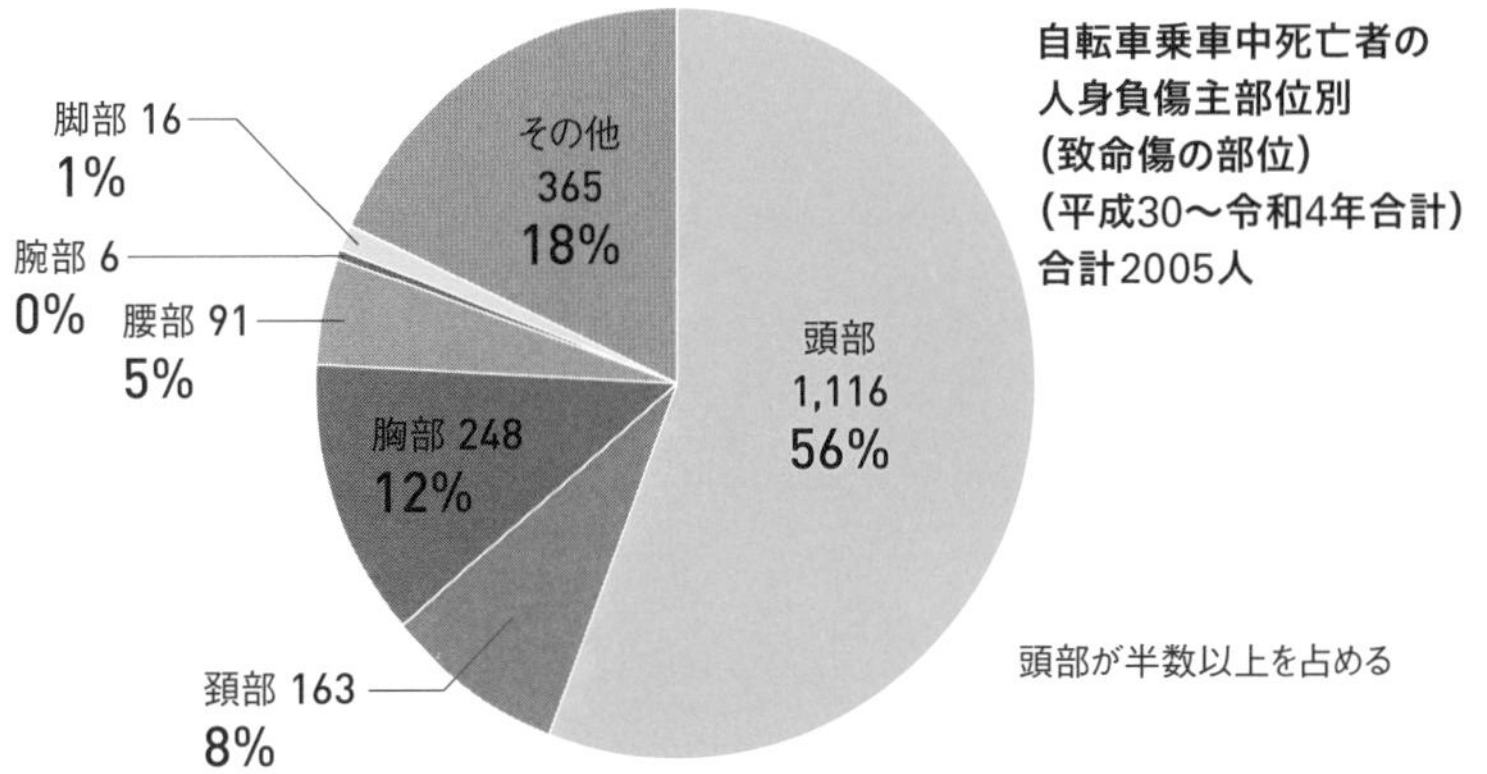

出典：警察庁「頭部の保護が重要です〜自転車用ヘルメットと頭部保護帽〜」より

ためと考えられます。ちなみに子どもに対してヘルメットをかぶらせるように努めるのは、改正前から保護者の責務です。自転車の場合（これは、のちに述べるバイクや電動キックボードにも共通することですが）、車の車体にある程度守られている自動車と違って、さまざまの衝撃を身体がそのまま受けることになり、大きなダメージを負います。特に危険なのが頭部です。

平成30年〜令和4年までの自転車による死亡事故における人身損傷主部位別グラフを見てみましょう。自転車乗用中の交通事故で亡くなられた方は、約6割が頭部に致命傷を負っています。

同じく平成30年～令和4年の死亡事故における、ヘルメット着用者と非着用者の致死率を比べると、非着用者は着用者の約2・1倍となっています。これだけの違いがあるため、ヘルメットの着用が求められているのです。

各地の交通安全教室では、ビニール袋に入れた豆腐を脳に見立て、1mほどの高さから地面に落とすというデモンストレーションがよく行われています。そのまま落とすと、豆腐はグシャリと潰れてしまいますが、ヘルメットに豆腐を入れて落とすと豆腐は潰れないため、ヘルメットの有効性を子どもたちにわかりやすく伝えることができます。

もし事故で自転車から放り出されたりして、地面に頭から激突したとしても、ヘルメットがダメージを軽減させてくれるため、私たちの脳を保護してくれると考えることができます。

ヘルメットがしっかり機能するためにも、次のようにヘルメットの正しい着用の仕方も知っておきましょう。

・正しい角度で装着する。このとき、ヘルメットの縁を地面と平行にすること

ヘルメットの正しいかぶり方

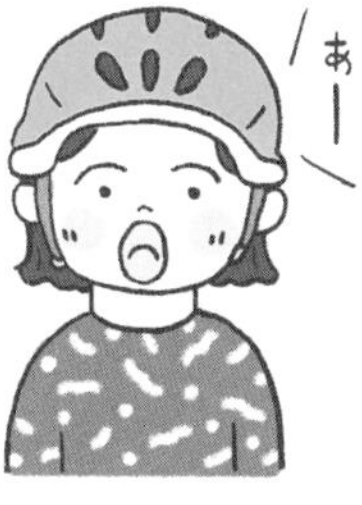

子どもに「あー」といってもらう。無理なくいえたらOK

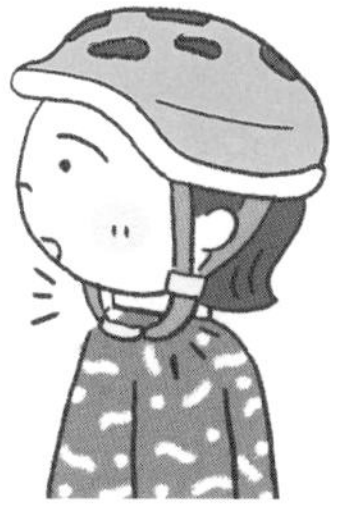
あごひもにたるみがあってはダメ。ただし、きつすぎてもいけない

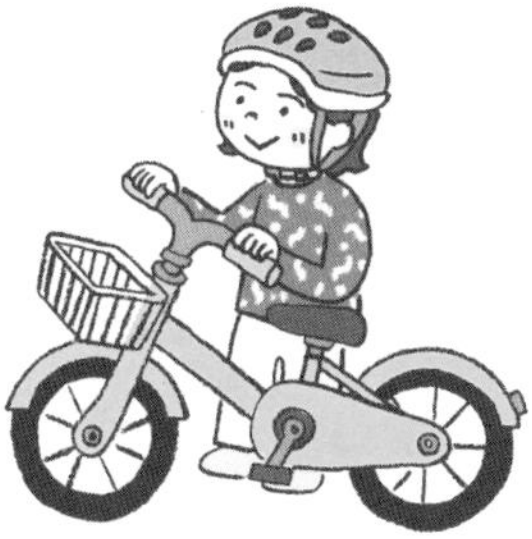
ヘルメットの縁が地面と平行になるようにかぶる

・あごひもにたるみがないようにする。ただし、きつすぎないように。口を開くことができる程度のきつさで締める

・子どもの装着具合を確認する場合は「あー」と声を出してもらって無理なくいえたらOK

いろいろなタイプのヘルメットが販売されていますが、安全性を重視するならSGマーク（一般財団法人製品安全協会の認定）などの、安全性を示す認定マークのついたヘルメットを選ぶほうがよいです。

自分好みのヘルメットを探してみましょう！

子どもを抱っこしての自転車はダメ！

Check

- 赤ちゃんを抱っこひもで抱いて自転車に乗るのはとても危険
- 過去には死亡事例も複数あり。法令違反でもあるので絶対にやめよう

赤ちゃんを抱っこひもで抱いて自転車に乗っている方をときおり見かけますが、実はこれは非常に危険な行為になります。

自転車の乗車人員は、各都道府県が公安委員会規則において規定しているのですが、例えば東京都道路交通規則でも（第1章第10条）、自転車に子どもを乗せる場合、幼児用座席に乗せるか、6歳未満の幼児を子守バンド等で確実に背負っている場合にのみ、同乗することが許されています。

つまり、それ以外（抱っこひも

（こんな３人乗りはとても危ない！）

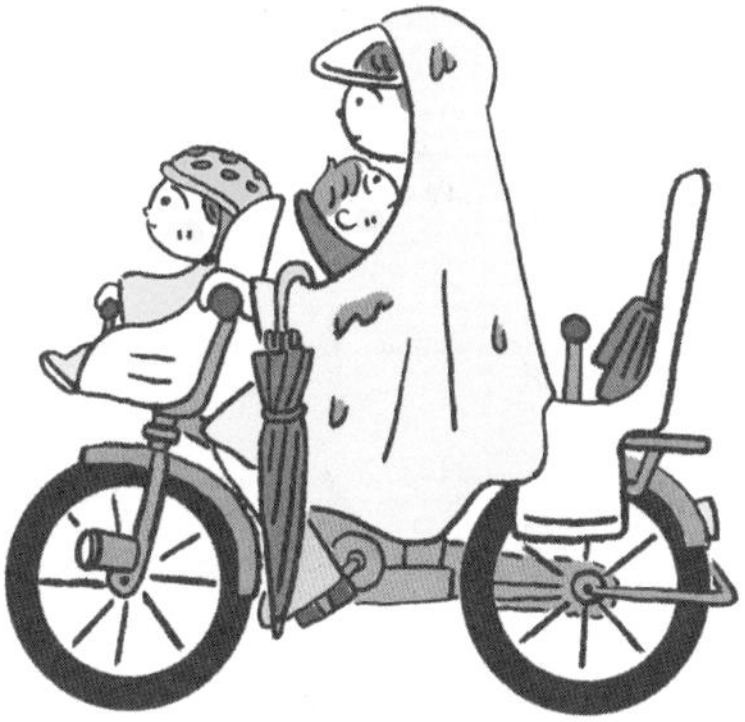

抱っこひもで赤ちゃんを抱いて自転車に乗るのはとても危険。死亡事故も起こっている

で乗る場合も含めて）は違反となるのです。

国民生活センターによれば、２０１７年以降、子どもを抱っこして自転車に同乗させているときに転倒したり、転落したりしてケガをしたという事例が32件寄せられています。ケガをした子どもの年齢は、１歳未満が23件（72％）、さらに首座り前である４カ月未満の事例が６件（19％）もありました。

またネットで検索をするだけでも、死亡事例がいくつも出てきます。

もちろん、幼児用座席に乗せたり、幼児を背負ったりして乗車したとしても、運転中や停車中などはバランスを崩し転倒しやすくなるので、くれぐれもケガをしないよう、させぬよう、自転車の運転には気をつけてください。

チャイルドシートやシートベルトをきちんと使おう

Check

- 子どもの命を守るため、チャイルドシートは絶対必須
- 後部座席のシートベルト着用率は一般道路で5割弱。サボらずしっかり装着しよう

チャイルドシートは事故から幼児を守るために欠かせない装備です。しかし、その重要性はみんなに常識として認知されているとはいい難い状況です。

警察庁とＪＡＦ（一般社団法人日本自動車連盟）が、令和4年に合同で実施したチャイルドシート使用状況の全国調査によると、全国平均のチャイルドシート使用率は74・5％となっています。いい換えれば、まだ、幼児を乗せている車の約4分の1がチャイルドシートを使っていないのです。

チャイルドシートを使用せずに、6歳未満の幼児を車に乗せて運転することは、道路交通法（第71条の3第3項）違反になります。しかし、単に法律違反であるだけではなく、それによって子どもの命を大きな危険にさらしていることはいうまでもありません。チャイルドシートを適正に使用しているかしていないかによって、事故が起こったときの致死率に大きな差が生じます。チャイルドシートをしていない場合、チャイルドシートを適正使用していた場合に比べて、致死率は約4・6倍にもなります。

万が一事故が起こったときに、幼児が座席から飛び出し、天井やフロントガラスに叩きつけられるといった恐ろしい事態が起こりうるのです。

また、チャイルドシートを使用する際は、適切な使い方をすることも重要です。正しくセッティングされていないと、もし交通事故が実際に起こったとき、チャイルドシートが座席から分離してしまったり、子どもがチャイルドシートから飛び出してしまったりして、「子どもをケガから守る」という本来のチャイルドシートの役目を果たせない恐れがあります。

チャイルドシートの正しい使い方

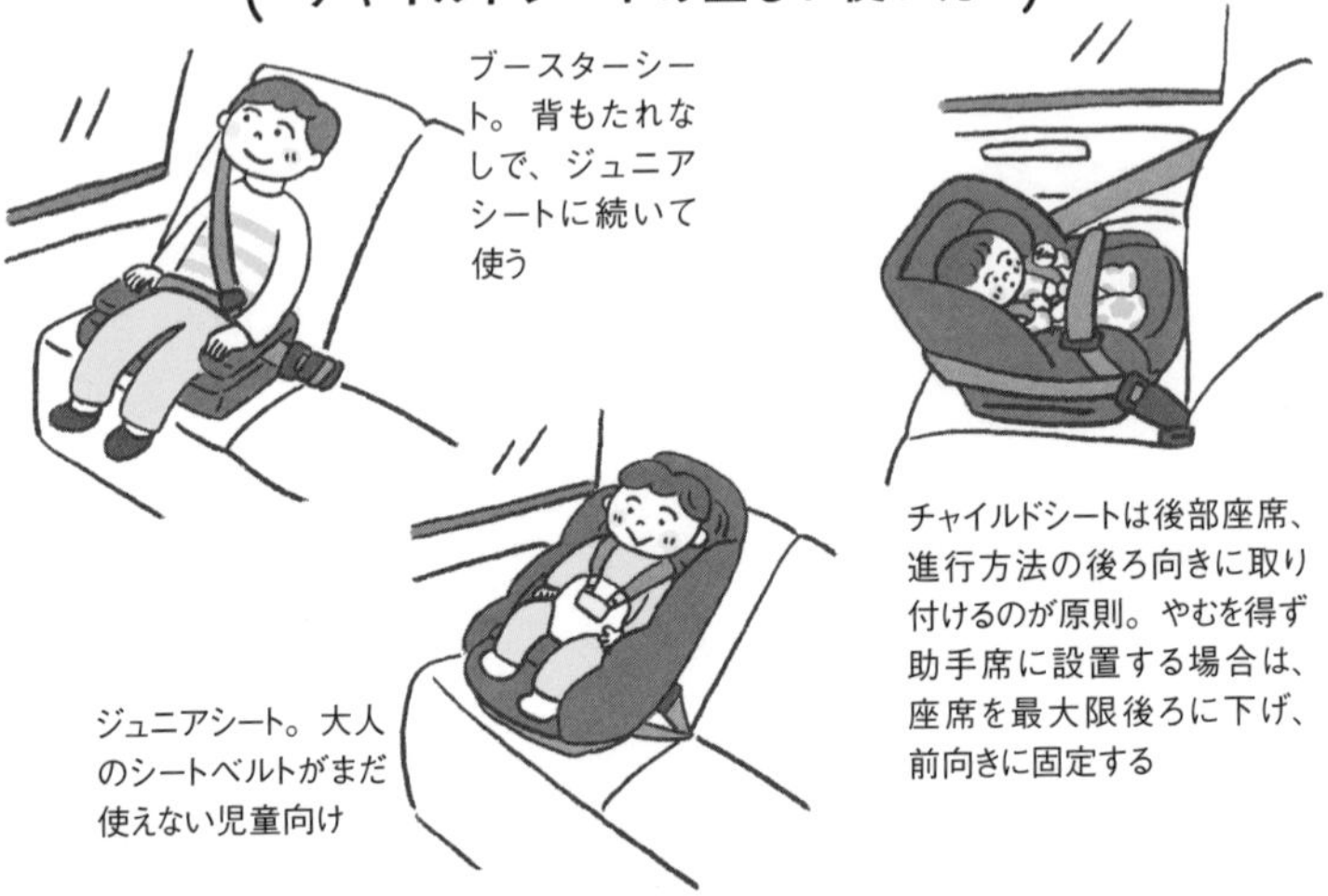

ブースターシート。背もたれなしで、ジュニアシートに続いて使う
チャイルドシートは後部座席、進行方法の後ろ向きに取り付けるのが原則。やむを得ず助手席に設置する場合は、座席を最大限後ろに下げ、前向きに固定する
ジュニアシート。大人のシートベルトがまだ使えない児童向け

チャイルドシートの正しい使い方とそのポイントを挙げておきましょう。

・子どもの成長に合わせ、体格に合ったものを使用する

・なるべく後部座席で使用する

・座席に確実に固定する

では、6歳を過ぎてチャイルドシートに座らなくてもよくなった児童はどうすればよいでしょうか。

実は一般的にシートベルトは、身長が少なくとも140㎝以上ないと、急ブレーキをかけたときにベルトが首にかかったり、すり抜けたりしてしまう恐れがあり、危険とされています。しかも、6歳児の平均身長は110㎝ちょっとしかありません。

つまり、6歳になりチャイルドシートを卒業したとしてもすぐに、シートベルトを使うことはできないのです。

そこで、チャイルドシートとシートベルトのつなぎとなるのが、ジュニアシート、もしくはブースターシートになります。これらは座面を上げて児童の背の低さを補う製品（背もたれありがジュニアシートで、背もたれなしがブースターシート）となります。使用する順番としては、チャイルドシート↓ジュニアシート↓ブースターシートとなります。万が一のときに子どもの身を守るために、きちんと装備しておくことをおすすめします。

いうまでもありませんが、自動車を運転するときは、運転者自身がシートベルトを着用するとともに、助手席や後部座席の同乗者にもシートベルトを着用させなければなりません（病気などやむを得ない理由がある場合を除く）。

大切な人の命を守るためにも、しっかりとチャイルドシートやシートベルトを活用しましょう！

手や指を切ってしまったら？

Check

- 切り傷の対処の基本は、感染予防と止血
- スライサーのケガはどっと血が出るが、あわてず対処すれば問題なし

好奇心が旺盛《おうせい》な子どもたちは興味のあるものをなんでも触ろうとします。その結果、思わぬことでケガをしてしまうことも少なくありません。缶切りで開けた蓋《ふた》を触ってしまったり、ガラスや陶器製品を割ってしまい、破片で手や指を切ったり……。ほかにも家庭にはハサミやカッター、包丁をはじめとして、扱いを間違えればケガしてしまいそうな道具がたくさんあります。このように日常的に子どもによくあるケガの代表といっていいのが切り傷でしょう。

日常で受傷するような切り傷はその多くが小さいものですが、小さい傷だから対処しなくてよいということにはなりません。

切り傷の対処で重要なのは、感染予防と止血です。

特に屋外でのケガでは、例えば公園の砂場にたまたま落ちていたガラス片で手を切ってしまったといったケースのように、ケガを負った環境が清潔でないことがしばしばあります。適切な対処をしなかったことにより、異物が残っていたり、傷が化膿してしまったりすると、治るのに時間がかかることになります。

そこで、ケガをしたら、次のような手順で対処してください。

①水道水などの流水で傷をよく洗い流す
②創部をハンカチやガーゼなどで軽く押さえる
③心臓より高い位置になるくらい患部を挙上*する
④整形外科や形成外科を受診する

ケガをしたのに消毒薬や軟膏などをつけなくていいの？　と疑問に思った方もいらっしゃるかもしれません。以前は消毒が必須であると考えられた時代も

*挙上：患部を現在より高い位置に上げること

ありましたが、現在ではまず水道水でよく洗い流すことが推奨されるようになっています。

日本の水道水は非常にきれいで、流水で傷をよく洗うことが適切な感染対策になるのです。ただし、傷によっては今でも消毒や軟膏を使用することはもちろんあり、その必要性を判断するために整形外科や形成外科を受診する必要があると考えます。

また、洗って創部がきれいになると、傷の大きさや程度がわかりやすくなり、より正確な情報が得られます。受診した際、治療がスムーズに進めやすくなるでしょう。なお、受診の際のテクニックとして、ケガの原因となったガラス片などの写真を撮ったり、持っていったりすることもおすすめしています。

また、切り傷の中でも少し特殊なスライサーでのケガについても触れておきましょう。

スライサーは食材を簡単にスライスできる調理器具で、どのご家庭でもよく使われています。実はこのスライサーでケガをして整形外科を受診する人は意外に多く、また国民生活センターもたびたび注意喚起しています。

スライサーの場合、削ぎ落とすように切れるため、出血が比較的多く、また止まりにくいため、一瞬パニックになってしまう方がいらっしゃるかもしれません。

しかしそんなときも、落ち着いて対処すれば何も問題ありません。スライサーのケガの場合も、前述の切り傷と同じ対処法で十分対応できるはずです。皮膚が完全に削ぎ落とされてしまった場合は、通常の切り傷よりも治癒《ちゆ》に時間がかかることがほとんどです。速やかに受診し、しっかり治療するようにしましょう。

なお、血が止まりにくいときにケガをした指などを縛って受診してくる方がたまにいますが、おすすめしません。縛り加減によっては静脈のみが圧迫される結果になって逆に出血量が増えてしまったり、しびれなどの神経障害が出現したりする恐れなどもあります。

しっかりと圧迫して止血するようにしましょう。

ケガの血が止まらないときは、直接圧迫止血法を試してみよう

Check

- 血が止まらないときは、直接圧迫止血法を試してみよう！
- 命の危険があるほどの出血の場合は、やむをえず止血帯止血法を実施

ケガをしてしまったが思ったよりも深いらしく、血がなかなか止まらない……そんなときは、どうしたらいいのでしょうか。

自分たちでできるであろう出血を止める方法は2つあります。「直接圧迫止血法」と「止血帯止血法」です。

血が止まらないときは、まず直接圧迫止血法を試してみましょう。だいたいの出血はこの方法によって止めることが可能で、実際に医療の場でも日常的に使用されている方法です。直接圧迫止血法は、

直接圧迫止血法のやり方

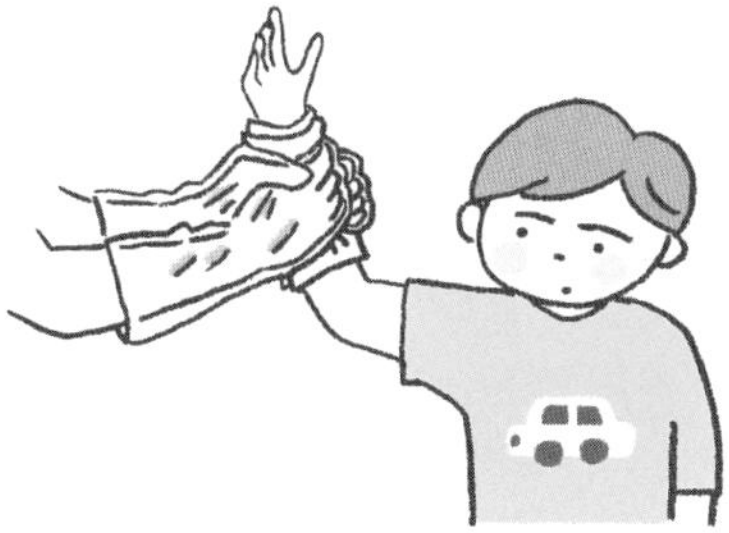

挙上して、圧迫はしばらく続ける

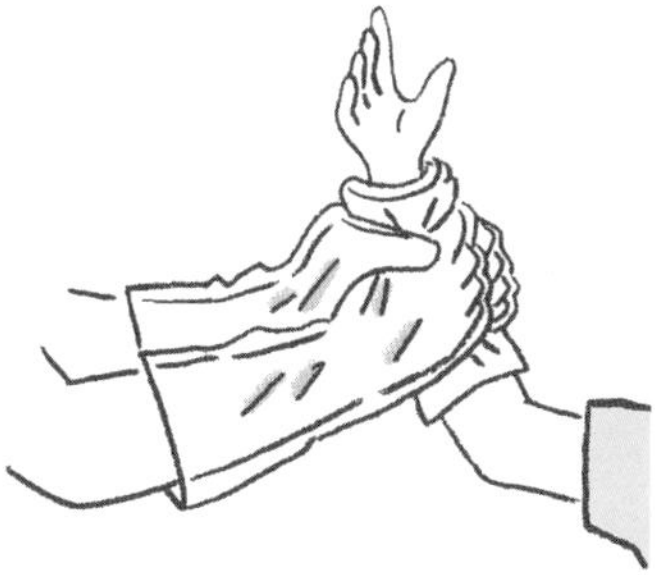

出血部位をガーゼやハンカチなどで
直接強く押さえて圧迫

次のように行います。

①清潔なガーゼやハンカチを用意し、傷に直接当てる

②傷にガーゼなどを強く押し当て、可能であれば心臓より高く上げてキープする

③片手で圧迫しても出血が止まらない場合は、体重をかけたり、介助者に両手で押さえて圧迫してもらう

　直接圧迫止血法は自分一人で行うこともできますし、他人に対して行う場合もあります。どちらの場合でも感染予防のため、出血している傷には素手で触れないようしましょう。適当なビニール手袋などがなければ、コンビニなどのビニールの袋などで代用できます。

なお、傷口を押さえる際は絶対にティッシュペーパーは使わないでください。ティッシュが傷に貼りつき、繊維が残ってしまったり、剥《は》がすときに再出血の原因となり、治療の大きな妨げとなってしまうことがあります。

この圧迫止血法を始めたら、すぐにやめてしまわないでください。できれば5～10分くらいは押さえ続けるとよいでしょう。抗凝固薬などを飲んでいる方の場合は、さらに長く圧迫する必要があります。もし10分程度圧迫しても出血が止まらない場合は、何度か同様に試してみましょう。

もしも事故などでひどいケガをしてしまい、直接圧迫止血法をくり返し行ってもまったく血が止まらず、生命に危険がおよぶ恐れのある場合などは、やむをえず止血帯止血法を用いる場合もあります。四肢の大きな血管に損傷があり出血が起こっている可能性が高いため、止血帯止血法を行いつつ、救急要請などをしてください。止血帯止血法は次のように行います。

①傷より心臓に近い部分をタオルやスカーフなどで固く結ぶ

止血帯止血法のやり方

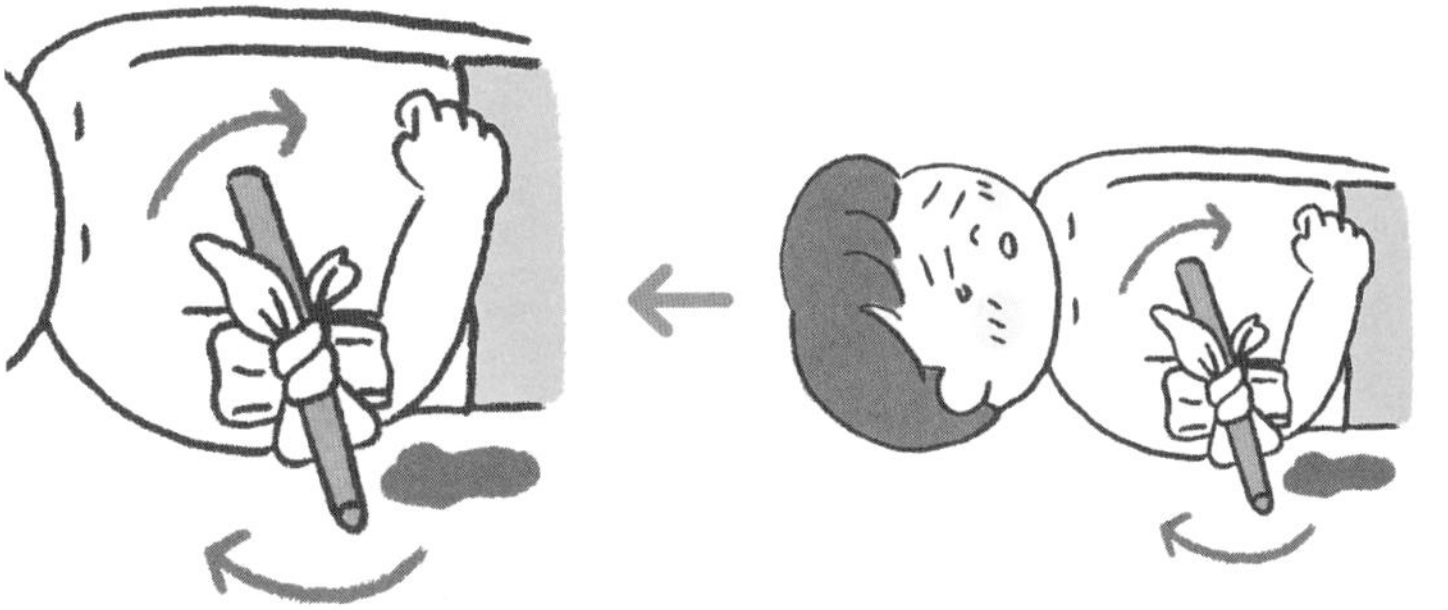

傷より心臓に近い部分をタオル等で固く結び、棒状のものを結び目に差し込む

回転させて締め上げ、出血が止まったら緩まないように棒ごと固定する

②棒状のものを結び目に差し込み、回転させて締め上げ、出血が止まったら緩まないように棒ごと固定する

止血に使うタオルなどは、できるだけ幅の広いもの（3㎝以上）を使ってください。また、止血を開始した時間を必ず覚えておくようにしましょう。止血帯止血法を続けると、血流のない末梢《まっしょう》の組織は徐々にダメージを受けます。

そのため、30分以上止血を続けなければならない場合、30分ごとに1回は止血帯を緩め、血流の再開を図る必要があります。止血帯止血法はリスクも伴う方法にはなるので、安易に行わないように注意してください。

ペットに咬まれたら、どうしたらいい？

Check

- 動物に咬まれたら、流水で洗浄し、速やかに病院で診てもらうべき
- ヒトに咬まれても感染が起こる。受診の際は正直に申告しよう

動物咬傷《こうしょう》は、動物に咬《か》まれたことでできる傷のことで、特にイヌやネコといったペットに咬まれることが多いため、ペット咬傷と呼ばれることもあります。イヌの場合は咬む力が強いため、皮膚などの損傷が大きくなる傾向があります。一方、ネコの場合、一見傷は小さく見えがちですが、細く鋭い牙が深く刺さるため、犬より感染が起こりやすいとされています。

動物咬傷の場合、感染は大きな問題となります。イヌもネコも口の中にはたくさんの細菌がいるた

め、咬まれると高い確率で感染が起きます。イヌに咬まれた場合4〜20%、ネコに咬まれた場合はさらに高く、60〜80%感染するといわれています。

様子を見ているうちに、傷が悪化し病院を受診しなければいけないケースはよくあります。しかし、悪化してからでは治療が難しくなるばかりです。感染の程度によっては抗生物質の内服や点滴だけでは足りず、切開手術が必要となったり、切断に至るケースもあります。動物に咬まれたら、まず水道水などの大量の流水で患部を洗い流し、速やかに整形外科や形成外科を受診し、治療を受けてください。医師が状況を聞いて適切な抗菌薬を処方してくれるでしょう。創部の状態によっては破傷風の予防などが必要となるケースもあります。

なお、ヒトに咬まれた場合も同様に、感染が起こるリスクがあります。喧嘩で相手を殴ってしまった際にこぶしが歯に当たってケガをしたり、介護の現場などで噛まれてしまったりなど、ケースはさまざまです。特に喧嘩などの場合、事情を黙ったまま受診をする方がたまにいますが、適切な抗生物質が選択できず、重症化してしまうケースもあります。

ペットに舐められて死亡例も？人獣共通感染症とは？

Check

- 最も有名な人獣共通感染症は「狂犬病」、渡航の際はワクチンの検討も
- ペットに舐められたことがきっかけで亡くなったケースもある

人獣共通感染症（ズーノーシス）は「人と人以外の脊椎《せきつい》動物の間で自然に移行する病気または感染」と定義されています。

近年のペットブームに伴い、室内飼育や濃厚接触の増加もあり、ペットから感染する病気に関心が高まっています。動物から人、人から動物に伝播《でんぱ》可能な感染症は、すべての感染症の約半数を占めているといわれ、原因となる動物や媒介する動物は多種多様です。

最も代表的で、恐ろしい病気の一つである狂犬病などは、名前を

知っている方も多いでしょう。媒介する動物は、イヌ、ネコ、コウモリ、アライグマ、キツネなどが有名で、ヒトが感染すると1～2カ月の潜伏期のあと、風邪のような症状からはじまり、錯乱、幻覚、恐水発作等の筋けいれんなどを経て、最終的には昏睡状態から呼吸停止で死に至る、一度発症すれば致死率ほぼ100％の恐ろしい病気です。狂犬病は日本では根絶され、輸入症例以外の狂犬病の発生は現在ありませんが、狂犬病がなくなった地域は、ごく一部に過ぎません。まだまだ、世界中で狂犬病は猛威をふるっており、我が国でも万が一の侵入に備えた予防対策がとられています。直接接触し感染の機会の多い国や、奥地・秘境などすぐに医療機関にかかることができないような国に渡航する際には、狂犬病予防のワクチンを打っておくことをおすすめします。

そのほかにも有名なものとしては、イヌやネコなどから感染するパスツレラ症、キツネなどから感染するエキノコックスなど、挙げていけばキリがありません。多くの場合、咬みつかれたり、ひっかかれたりすることが感染のきっかけとなりますが、ペットの飼育がブームとなり、より濃厚な接触が増えているためか、身近なペットに舐《な》められたことにより感染が起こり、結果として死に至ってしまったケースまであります。２０１９年には、ドイツの63歳の男性が、飼い犬に舐められたことがきっかけで感染症を発症し、重症化して死亡しました。イヌ、ネコの口内にいる「カプノサイトファーガ・カニモルサス」という細菌による感染症であると発表されています。こうした死亡事例は頻繁に起こることではないのですが、人獣共通感染症に対して、正しい知識と対策を立てていくことが大切です。人獣共通感染症を予防するには、まず、動物との過剰な接触を避ける必要があります。

口移しでご飯をあげたり、同じ食器を使ったりしないようにしてください。一緒に寝ることもおすすめはできません。動物に触ったあとは必ず手洗いなどをすることや、ペットの爪を切ることや、ブラッシングをすることなども必要です。また、ペットのトイレの処理を速やかに行うようにして生活環境を清潔に保つようにしましょう。最後に、動物を触ったり、動物が来るような公園などで遊んだりしたあとは、しっかり手洗いなどを習慣づけましょう。

（地図から見る狂犬病を発生している国）

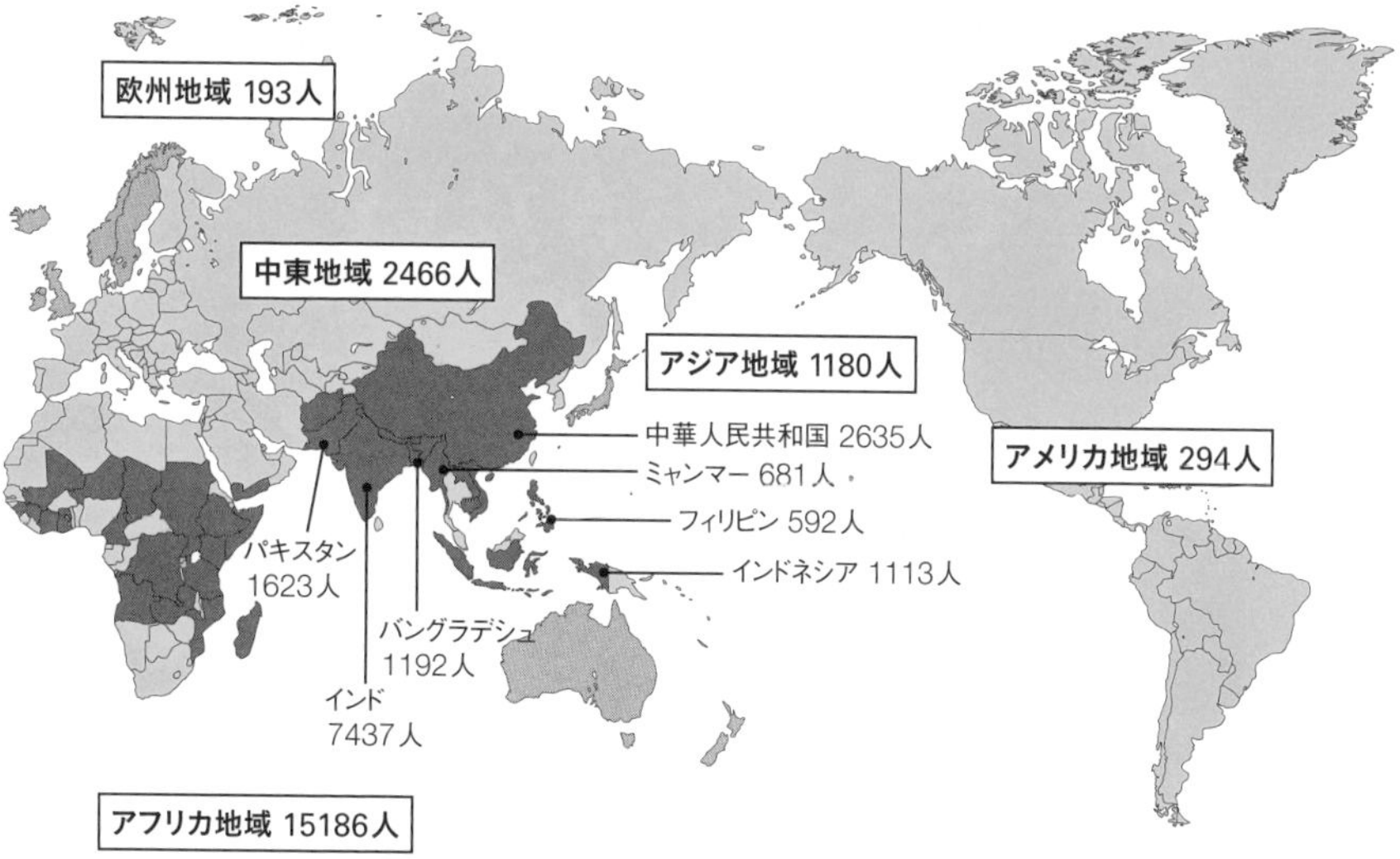

■ 狂犬病発生地域（死亡推定者数 100 人以上）
□ 狂犬病発生地域（死亡推定者数 100 人未満）
▒ 厚生労働大臣が指定する狂犬病清浄地域

（注）報告のない国については死亡者数100人未満の国とみなしている。

□ 地域で発生した狂犬病の合計数値
●── 特に狂犬病の発生が多い国の数値

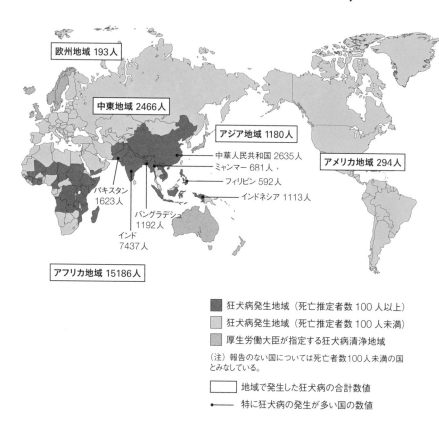

※出典：「WHO Weekly epidemiological record 15 JANUARY 2016, 91th YEAR厚生労働省健康局結核感染症課（2016年6月28日作成）」より

指を切断してしまった！ 覚えておきたい 4つの対処法

Check

- 子どもの指のはさまれ事故は圧倒的に自宅が多い
- 切断された指は固く絞ったガーゼで包み、ビニール袋に。その袋を氷水で冷やして保存し、救急車を要請

公園の遊具で指をはさんでしまった、指が切断されてしまったという事故がニュースになることがあります。以前は公園に置かれていた回旋塔遊具で指をケガする事故がよくありましたが、その危険性が指摘されてきた結果、この遊具自体を公園で見かけなくなりました。

しかし、まだそのような事故がなくなったわけではありません。

もちろん子どもの手がはさまれるリスクがあるのは、公園の遊具だけではありません。東京消防庁

のデータによれば、東京消防庁管内で、平成30年から令和4年までの5年間に、1125人が指等を切断する事故により救急搬送されています。このうち、切断事故にあった12歳未満の子ども（46人）の半数以上が自宅での事故（24人、52・2％）だったと報告されています。また、切断に至らないような軽傷例になるとさらにその率は高くなり、令和3年中の5歳以下の子どものはさまれ事故は95％が住宅などの居住場所で起こっています。では、運悪く指が切断されてしまった場合、どのように対応したらよいでしょうか。

切断された指の再接着を考える場合、保存の仕方がとても重要です。

次に、その対処法を解説します。

①固く絞った、湿ったガーゼで包んでビニール袋に入れる
②ビニール袋を外側から氷水で冷やして保存する
③手のほうは、ガーゼ等で保護・圧迫・挙上
④救急車を呼び、とにかく早く専門病院に

なお、切断した指を直接水に浸けると、ふやけてしまい再接着が難しくなる

切断された指の保存法

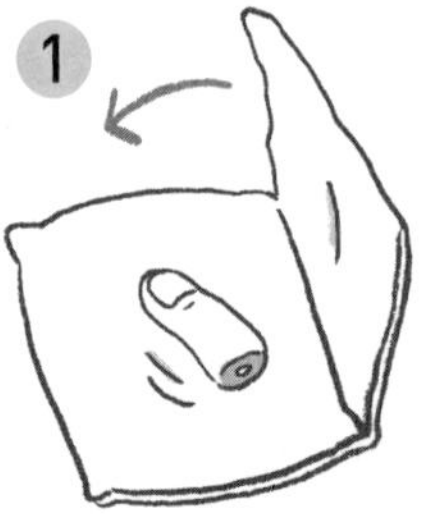

固く絞った、湿った清潔なガーゼで包む

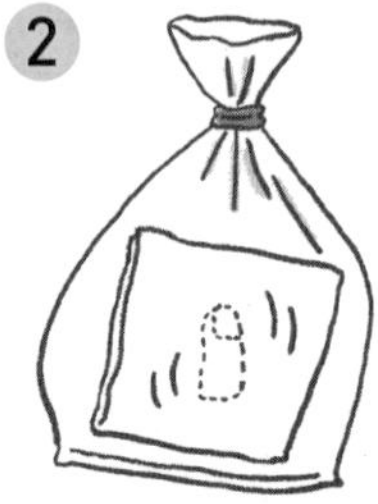

ガーゼで包んだ指をビニール袋に入れ、口をきちんと結ぶ

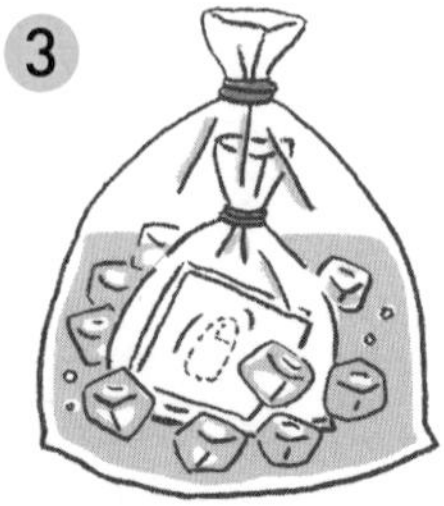

ビニール袋を外側から氷水で冷やして保存

のでやらないでください。

指が切断されると、皮膚や骨だけではなく、指を動かす腱や神経、動脈、静脈などがすべて切断されています。切断された指は、血行を早急に回復する手段を講じないと指の組織が死んでしまうため、一刻も早い処置が必要となります。ただし、正しい処置をすれば切断された指をすべて元に戻せるわけでありません。鋭利な刃物で切断された指などは再接着しやすいですが、切断面が潰れてしまっていたり、引き抜かれた指、切断後に時間がたってしまったりした場合などは、再接着手術ができなかったり、できたとしても成功率が下がります。

再接着手術は、マイクロサージャリーと呼ばれる手術用の顕微鏡などを使った専門性の高い手法で行われるもので、切断部の骨を固定し腱を縫合したのち、動脈と静脈と神経を縫い合わせます。直径0・5㎜から1㎜という極めて細い血管を顕微鏡下で縫合するので、一般の病院ではこの手術ができる医師や設備がないことも少なくありません。

指が切断されてしまったら、その手術が可能な病院を探さなければなりませんので、そのためにも救急車を呼ぶことを強くおすすめします。

なんらかの事情があって自力で行かなければならない場合は、必ず病院に問い合わせをし、対応可能かどうかを確認してください。対応できない病院に突然行っても、再接着までの間の貴重な時間をロスしてしまうだけになる可能性が高いです。

何より指をはさまないことがいちばんなので、普段から、自宅のドアなどに指はさみ防止対策を講じておくことも重要です。

外傷が増えている！トランポリンに潜む危険

Check

- トランポリンパークが増えてきており、それに伴いケガの報告も増えている
- 安全第一でルールを守って遊ぼう

トランポリンを楽しむことができるレジャー施設である「トランポリンパーク」が2015年ごろから日本全国で急増し、それに伴い事故が頻発し、密かに問題となっています。

トランポリンがメジャーなレジャーであるアメリカでは、すでに米国整形外科学会や米国小児科学会がトランポリンによる外傷の危険性を指摘し、最も一般的な外傷は「骨折や靭帯《じんたい》損傷」であることや6歳未満の子どもはケガの危険性が最も高いことなどが報告され

（トランポリンが危ない）

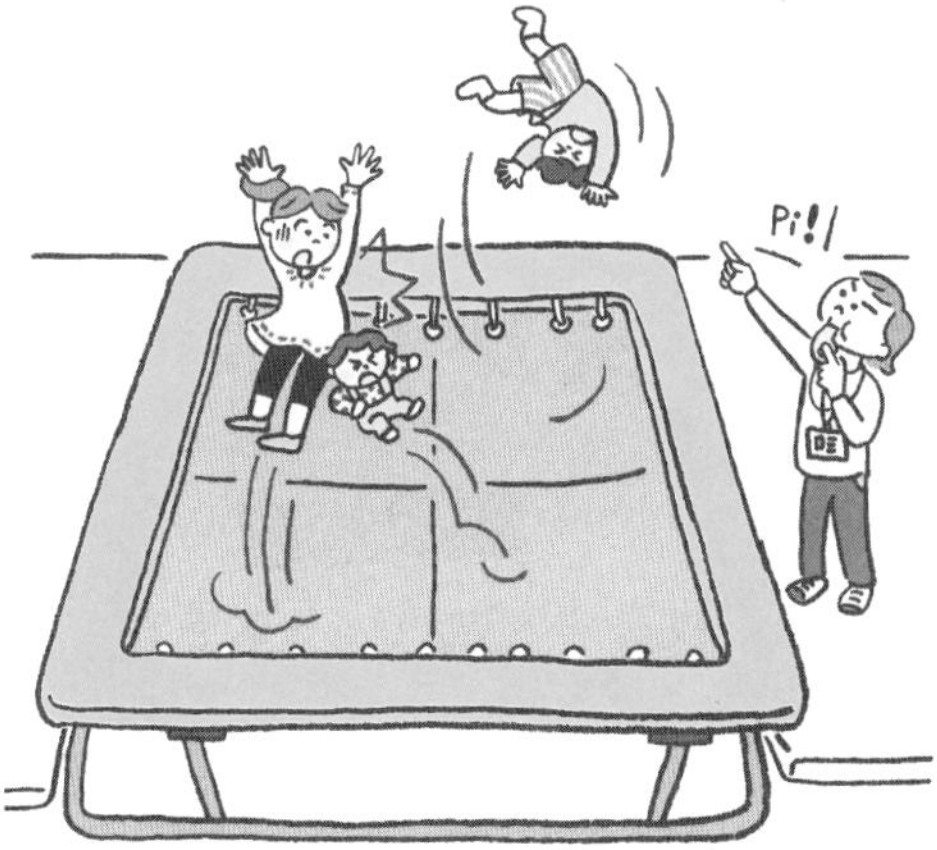

複数人数での同時のジャンプや宙返りは危険。必ず監視員のいる施設を利用する

ています。遊ぶ際は以下のような注意点を守ることが重要です。

・6歳以下の子どもに使用させない

・スタッフなど大人の監視下で楽しむ

・いきなり高く飛ぶことや、宙返りなどの危険な技は行わない

・1つのトランポリンは1人ずつ使用

・高く跳躍できるトランポリンの場合、危険性を理解したうえ、無理のない範囲で遊ぶ。施設を探す際は、安全確保のため、フロアスタッフを専任として常時配置しているかどうかをチェックする

これらの点を問い合わせてみるとよいでしょう。

海・川・プールは危険がいっぱい

Check

- 水辺では必ずマリンシューズを着用し、ケガをしたら水道水で洗おう
- 水辺では子どもからは絶対に目を離さないようにしよう
- 自治体や施設のルールをしっかり守って楽しもう

夏になると、海や川、プールなどに遊びに行く方も少なくないでしょう。夏の大きな楽しみの1つですが、ケガをしたり、事故が起きてしまったりすると、せっかくの楽しい思い出がツラい思い出になってしまうかもしれません。

　楽しい休日を満喫するため水辺での整形外科的な注意点を挙げてみましょう。

①裸足で水辺を歩かない
②ケガをしたら水道水で洗う
③飛び込みをしない
④自治体や施設のルールを守る

⑤子ども1人で遊ばせない

海や川へ行くと、裸足で遊びたくなるとは思いますが、裸足で歩いていると砂浜に落ちているガラスや空き缶などを踏んでケガをしてしまったり、岩でケガしたりしてしまうことがあります。そのため、水辺や水中でも使える水陸両用の「マリンシューズ」を履《は》くことをおすすめします。マリンシューズは足を保護してくれるだけではなく、グリップ力が強く滑りにくいので、岩場で滑って転ぶということも防ぐことができます。また海に潜む、踏んでしまうと危険な生き物から身を守ることもできます（次項参照）。

ただ、注意していてもケガをしてしまうことはあります。自然界に存在する水の中には細菌が多く存在するため、そのままにしておいたり、海水などで創部を洗浄したりすると、感染を引き起こす可能性があります。傷は水道水でしっかり洗い流し、病院を受診し、処置を受けておくと安心です。

水辺で遊ぶ際に気をつけておきたいこととして、「そもそも危険なことをしない」ということも重要です。プールの三大事故の中には、飛び込みが含まれ

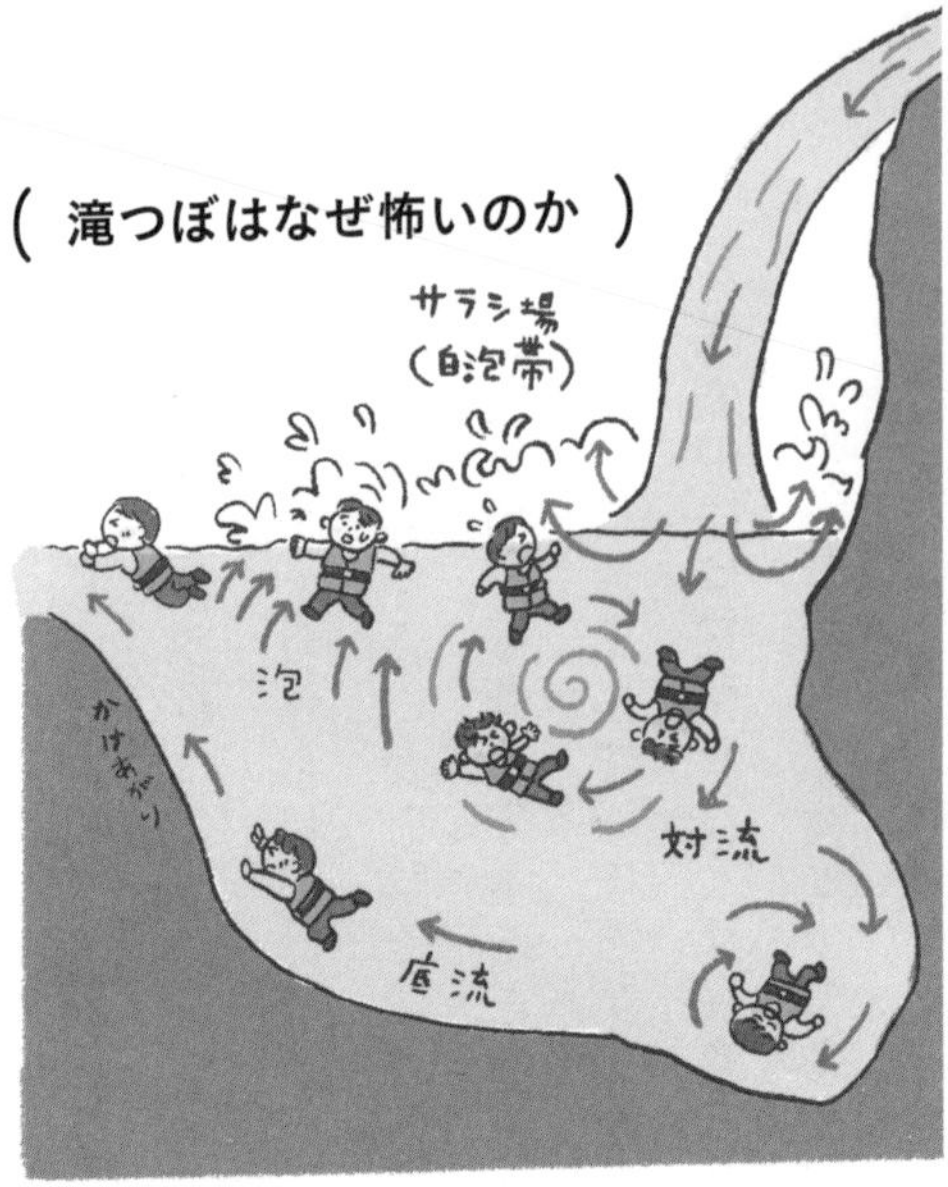

出典：ふわく山の会
「滝つぼの構造」より

ています。飛び込んだ際にプールの底で頭部を打ち、頸椎《けいつい》を骨折し脊髄《せきずい》を損傷してしまうという事故は過去に何度も起きています。

　プールに劣らず、海での飛び込みも危険です。海面を上から見ても、海の深さは透明度や光の屈折などの影響もあり、正確に判断することは困難です。いざ飛び込んでみたら、「思ったより浅かった」「実は、岩場だった」「杭《くい》が出ていた」等々、思いがけない場面に遭遇し、大ケガを負ってしまうことがあります。

　川の飛び込みについても、海と同様の危険があります。また、川の場合、滝つぼやえん堤のような場所から飛び込むケースもあり、また別の溺《おぼ》れるリスクもあります。滝つぼやえん堤では、水面から川底に垂直に向かう流れと、川底から水面に向かう2つの流れがあり、対流を形成しています。この対流に巻き込まれてしまうと、水面へ浮かび上がろうとしても、川底に向かう流れに引っ張られてしまい、浮き上がろうとしても淡水は浮力が乏しく、浮力の大きい白泡帯に邪魔をされ浮き上がることができなくなり、溺死につながります。このように飛び込みは大きな危険を伴うため、海や川、プールでも、禁止行為と指定している場所がほとんどです。自治体やプールなどの施設のルールを守るのは、事故を減らすうえでは必須といってもよいでしょう。

また、ルールを守ることに加え、子どもなどが一緒にいる場合はさらに気をつけるべきことも増えます。例えばプールにおいては、同じく三大事故の一つである「吸い込み」などにも気を払う必要があります。吸い込みは、プールの吸水口や排水口に子どもが吸い込まれてしまうという事故のことで、過去には何件も死亡例があります。とにかく子どもから目を離さないことが重要です。

流されたサンダルにはバイバイしよう！

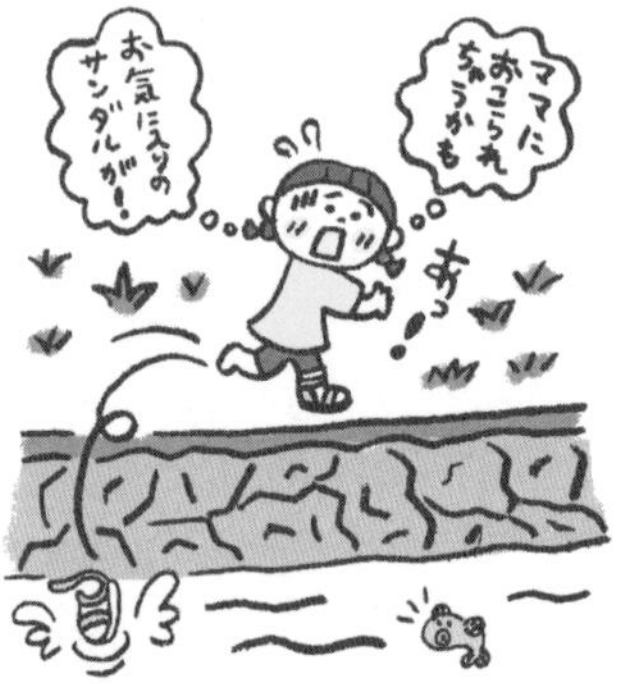
ママにおこられちゃうかも
お気に入りのサンダルが！
あっ！

どんなに大好きなサンダルでも、流されたとき、やることは1つ

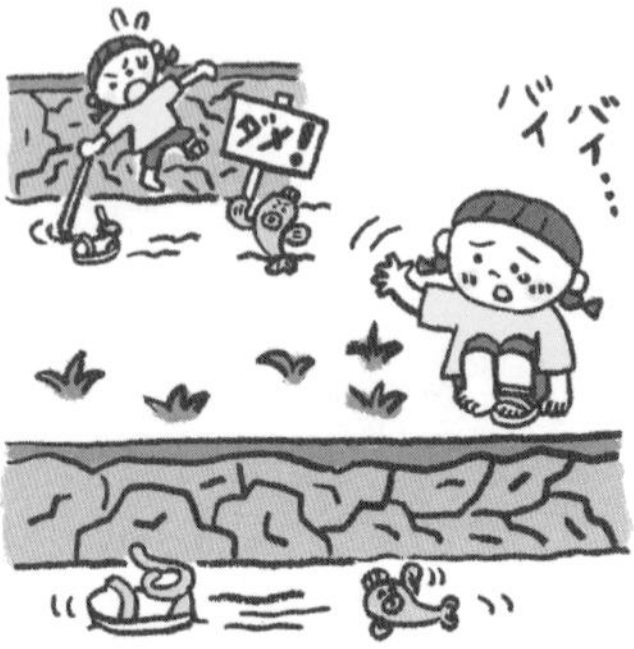
ダメ！
バイバイ…

追いかけず、バイバイしよう！　サンダルよりも命が大事

海や川では、子どもが流されたりしないように、海なら親が沖側、川なら下流側に立ち、万が一子どもが流されたときに対応できるようにしておきましょう。

流れのある海や川で遊んでいるときにサンダルやビーチボールなどが流されてしまい、取りにいこうとして溺れたり、流されたりする子どもの事故がしばしば起きていました。流れの先に親がいればキャッチすることも可能ですし、無理だった場合は諦めるということも大切です。

サンダルやビーチボールはまた買えば済みますが、失われた命は二度と返ってきません。しっかり子どもと「流されたものは

イカ泳ぎの泳ぎ方

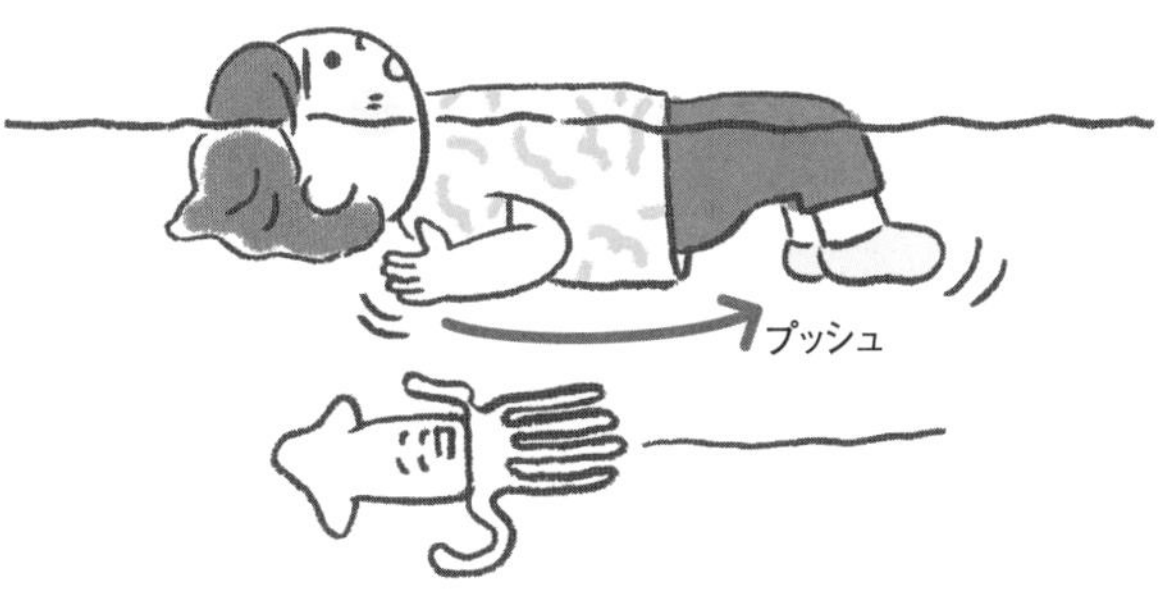

1
背浮きで浮く

2
両手をゆっくり頭側へ持っていく

3
手を頭側から足側までしっかりとかき、足はカエル足で水をキック

追いかけない」ということを共有しておきましょう。

最後に、もしも万が一海などで沖に流されてしまった場合に使える、日本水難救済会おすすめの「イカ泳ぎ」を紹介します。イカ泳ぎはおなかを上に向けて身体を浮かべ、あおるように手足を曲げ伸ばしし、ゆっくり後ろ向きに進みます。イカ泳ぎはほかの泳ぎ方より体力の消耗が少なく、長時間浮力を保つことができるとされています。ピンチのときはこのイカ泳ぎを思い出して、落ち着いて対処しましょう。

守るべきことさえ守れば、海や川、プールなどはとても楽しい場所です。

海の危険な生き物たち

Check

- カツオノエボシは、死んで浜辺に打ち寄せられていても絶対触れてはいけない
- 海の危険生物たちは、こちらからあえて手を出さなければたいていは問題なし

海の生き物の中には、自分の身を守るために毒を持っている生き物もいます。ここで海の危険な生き物についてまとめておきましょう。

●カツオノエボシ（クダクラゲ目カツオノエボシ科）

カツオノエボシは全国の海水浴場にしばしば出現します。触手には強い毒を持ち、刺されると、電気ショックを受けたような痛みがあり、過去には死亡例も報告されています。水面に浮いていたり、浜辺に打ち寄せられていたりしま

すが、決して触ってはいけません。接触の刺激により刺胞と呼ばれる毒針が発射されるので、例え死んでいても刺されてしまいます。子どもの興味を引くきれいな色合いや見た目でもあるので、絶対に触れさせないように注意しましょう。

「クラゲに刺されたら酢をかけろ」といわれることがありますが、酢が逆効果なクラゲのほうがむしろ多く、カツオノエボシに刺された場合もやはり酢をかけてはいけません。酢が刺激となって、さらに毒針を発射する危険があります。また、真水で洗うことでも悪化する恐れがあるため、刺された場合は素手で触らずに触手を除去し、海水で洗うようにしましょう。

●オニオコゼ（カサゴ目オニオコゼ科）

オニオコゼは背びれと胸びれに毒腺があり、刺されると激痛に見舞われ、神経麻痺や呼吸困難まで起こることがあります。浅瀬では砂に潜っていたり岩に擬態していたりするため、誤って踏んでしまうケースが多く報告されています。

●アカエイ（トビエイ目アカエイ科）

浅瀬の砂地に潜むアカエイを踏んでしまい刺されるケースが多いとされてい

ます。長い尾のトゲで刺されると傷の周囲は紫色に腫《は》れ上がり、血圧低下、呼吸障害、発熱などの症状が出ます。応急処置としては、毒針を取り除いたあとによく洗い、やけどしない程度の熱いお湯につけて温めることが有効です。

●ゴンズイ（ナマズ目ゴンズイ科）

ドジョウに似た姿をした魚で、よく群れをなして泳ぎます。背びれと胸びれに毒があり、刺されると、激痛に襲われ腫れ上がります。刺されたら、しっかり洗い、やけどしない程度の熱いお湯につけて温めることが有効です。

●ガンガゼ（ガンガゼ目ガンガゼ科）

殻径5〜9㎝、棘長30㎝に達することもあるウニの仲間で、房総半島以南に分布し、浅い岩礁やサンゴ礁域に生息します。長く鋭いトゲは毒があるうえにもろく、刺さると折れて先端が体内に残り、痛みが長引くため要注意です。

●イモガイ（イモガイ亜科イモガイ上科のイモガイ型の貝殻を持つ貝類の総称）

沖縄などの熱帯〜亜熱帯の浅瀬からサンゴ礁まで幅広く生息します。貝殻の色や模様が美しく、砂浜や素潜りなどで拾おうとして刺されるケースなどが報

海の危険な生き物たち

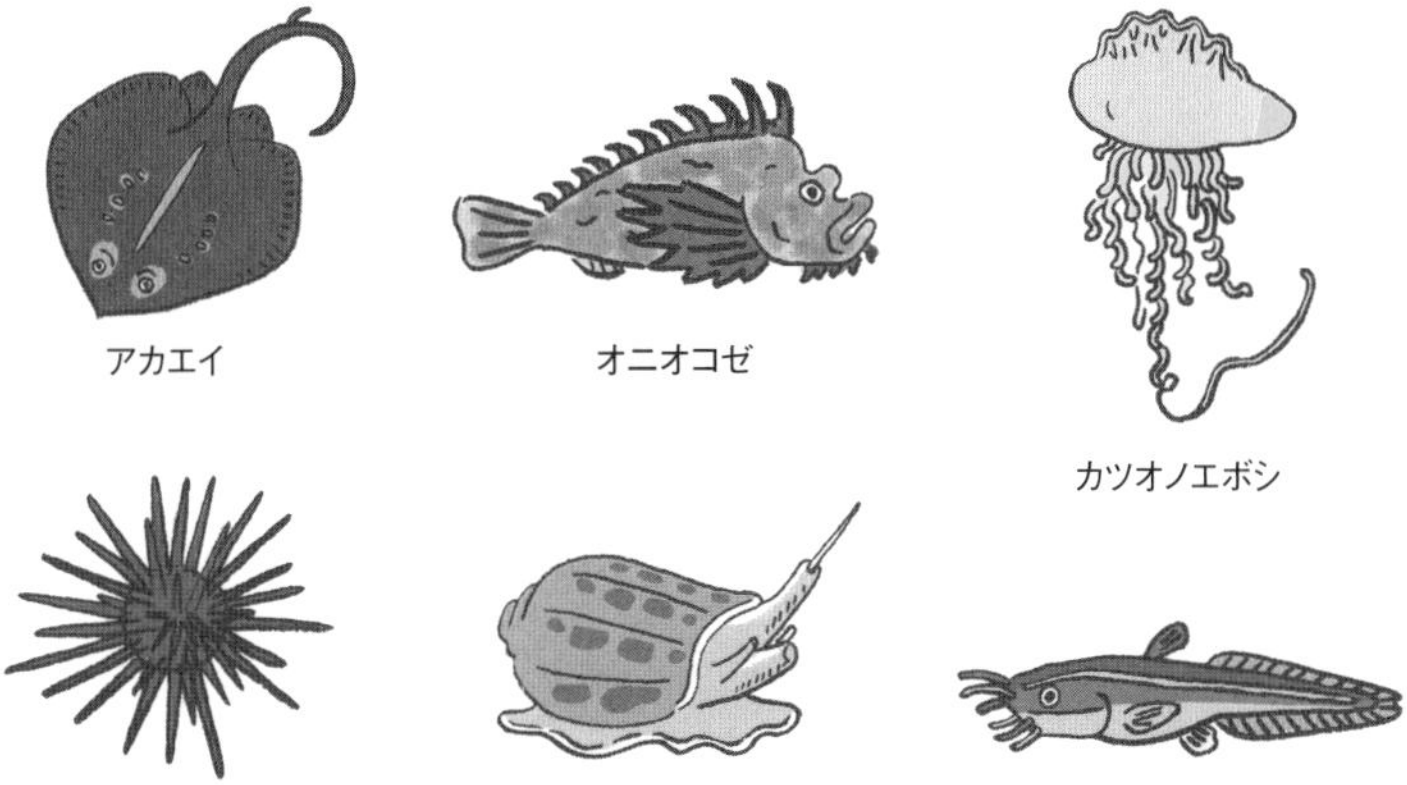

アカエイ　オニオコゼ　カツオノエボシ
ガンガゼ　イモガイ　ゴンズイ

告されています。イモガイは猛毒を持ち、イモガイの一種アンボイナなどは「最も有毒な貝」としてギネス世界記録に登録されています。刺されると激痛が生じ、続いてしびれやめまい、発熱、嘔吐といった症状が出ます。重症例では血圧低下、全身麻痺などから呼吸不全により死に至ります。非常に危険な貝ですので、類似の貝には絶対に手を触れないようにしましょう。

　これらの危険な生き物とトラブルになるのはだいたいこちらから手を出した場合です。見つけても、そっとしておけば、トラブルを回避できることがほとんどです。彼らも身を守ろうとしているだけなのです。

忍びよる危険！
“熱中症”に気をつけよう

Check

- 乳幼児と高齢者は特に注意。熱中症アラートが出る前から気をつけよう
- 冷却ジェルシートでは体が冷やせない。正しい冷却処置を！

熱中症とは、簡単にいうと「暑い環境にいたり、あるいはそのような場所で過ごしたりしたあとに、体温の調節がうまくできなくなり、口渇やめまい、けいれん、意識障害などさまざまな症状が起こる病気」です。危険な暑さが予想される日には、警戒を呼びかけるために熱中症警戒アラートが発表されますが、暑いと感じる日には、たとえ熱中症警戒アラートが出ていなくても対策を取ることは予防のためには有効です。

熱中症は屋外だけでなく屋内で

（熱中症による救急搬送数）

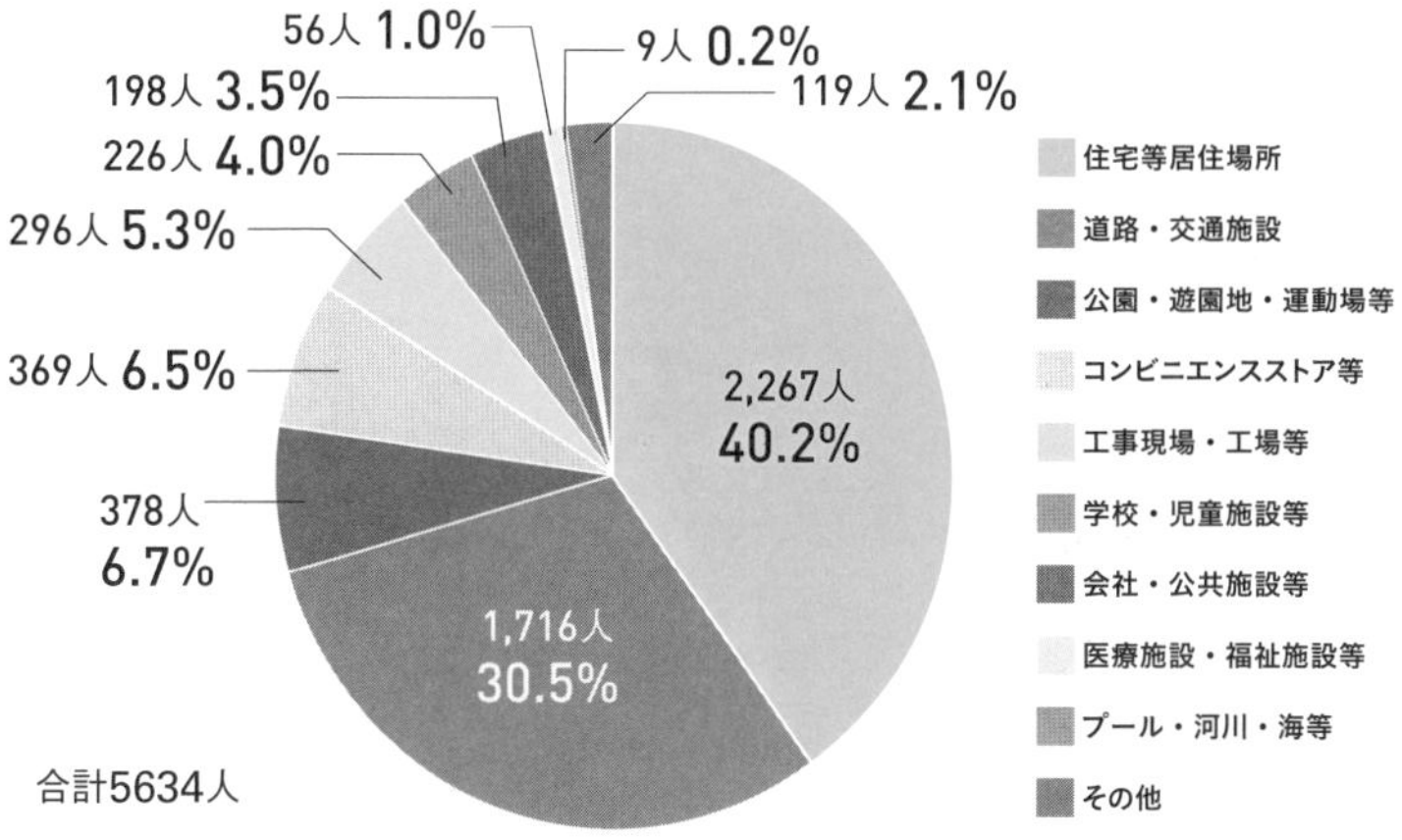

※出典：東京消防庁　「夏本番前から熱中症予防対策を！！（令和元年の熱中症による救急搬送状況の概要）」より

もかなりの比率で発生し、総務省が毎年公開している「熱中症による救急搬送状況」の中の「発生場所別の救急搬送人員」では、住居が最多となっています。東京都監察医務院が毎年公開している「夏の熱中症死亡者数の状況」を見ると、屋内で死亡した人のうちエアコンを使用していた人の割合は、毎年10％未満となっています。

　エアコンを使用しない理由について、「エアコンを使用すると体が冷える」「エアコンや扇風機を使うことで電気代がかかる」「エアコンが故障している」などが挙げられていますが、倒れてからでは遅いので、暑くなってくる前にエアコン導入や点検を検討し、暑くなったら迷わずエアコンのスイッチをオンにしましょう。

また、「熱中症による救急搬送状況」の中の「年齢区分別の救急搬送人員」を見ると、高齢者（満65歳以上）が最多で、近年50％を超えています。高齢者の場合、体温調節機能の低下や熱放散能力の低下、体液量の低下などのさまざまな理由から熱中症になりやすく、重症化しやすい傾向にあります。

また、子どもの熱中症にも注意が必要です。子どもは体重当たりの体表面積が大人より大きく、高温時や炎天下では深部体温が上がりやすいことや、体外に汗を出す汗腺の発達が十分ではなく、体温のコントロールがうまくできないことから、熱中症になりやすいとされています。

熱中症が疑われる人がいたら、主な応急処置は次のようなものです。

・風通しのよい日陰やエアコンが利いている室内などの涼しい場所に避難する
・衣服を緩め、皮膚を濡らしてうちわや扇風機などであおいだり、氷や保冷剤で両首やわきの下、太もものつけ根などの太い血管が通る場所を冷やし、体温を下げる

・冷たい水や経口補水液などを補給させる

ただし、意識障害がある場合や嘔吐などが見られるときは、経口での飲水は困難であると考え、医療機関で点滴などが必要になります。ためらわずに救急車を呼んでください。

なお体温を下げるための場合、冷却ジェルシートに頼ることはおすすめできません。冷却ジェルシートは気化熱により、貼付部の温度が局所的に下がるとされる製品です。また、体温調節中枢に作用する薬剤などは含まれていないため、体温自体を下げる効果は期待できません。あくまで、冷感による苦痛緩和の目的でのみ使用するようにしましょう。

ただし乳幼児の使用に関しては注意が必要で、2004年には子どもの額に貼った冷却ジェルシートが、目を離した隙に鼻と口を塞ぎ、呼吸停止状態で発見されるという事故も起こっています。もしどうしても冷却ジェルシートを使用したいという場合には、親がくれぐれも注意して目を離さないようにするか、目を離すときは一度はがすなどの対応を取るようにしましょう。

河川での水難事故を避けるための注意点とは

Check

- 事故を予防するには河川でのルールをきちんと守ろう
- 河川の増水のサインを絶対に見落とさない

日本には3万を超える大小の河川が存在していますが、毎年水難事故のニュースも絶えず、多くの方々の生命が奪われています。河川の水難事故というと、筆者が特に思い出すのは「玄倉川《くろくらがわ》水難事故」です。1999年8月、神奈川県足柄上郡山北町の玄倉川の中州でキャンプしていた行楽客18名が、大雨洪水警報が発令される中、ダム管理職員や警官の再三の警告やダム放流のサイレンも無視して居座り続けた結果、救助も間に合わず川に流されてしまい、子どもを含む13名が死亡してしまったという痛ましい事件です。このような悲惨な河川での水難事故を防止するためには注意点や対策があります。

- **天気予報や川の情報を必ず確認する**
- **上流の情報もリアルタイムで確認する**
- **ライフジャケットなどを必ず着用する**
- **堰《せき》などの段差や橋などの近くは深く、強い流れがあるため近づかない**
- **キャンプは決められたキャンプ場で行う**
- **アルコールを飲んだら水に入らない**
- **自治体などのルールに従う**

などは常に意識する必要があるでしょう。また、ダム放流のサイレンに注意を払うのは当然ですが、「山全体が唸るような音がする」「水かさが増え、落ち葉や流木などが流れてきた」「雨が降っているにもかかわらず、水かさは減っている」「腐った土や火薬のような匂いがする」など、河川の急な増水を予兆する危険なサインが確認できたら、ただちに水辺から避難しましょう。

寒さに注意！凍死は熱中症より怖い？

Check

- 報道は少ないが、毎年1000人以上が凍死している
- 熱中症による死亡者よりも多い年も
- 凍死は屋外よりも屋内で起こりやすい

気温に関する死亡リスクというと、多くの人が熱中症を思い浮かべると思います。

しかし死亡リスクが高いのは、熱中症だけではありません。実は最近では毎年1000人を超える人が「凍死」しています。

厚生労働省の人口動態統計によれば、2018年の凍死者は1278人（熱中症による死亡者1581人）、2019年が1086人（同1224人）、2020年1054人（同1528人）、2021年1245人（同755人）となっ

ており、熱中症の死亡者数を超える方が亡くなっている年もあります。

凍死というと、雪山での遭難などを思い浮かべる方も多いでしょう。しかし、凍死が多く起こるのは山岳遭難などの特殊な環境ではありません。

実際には、凍死は一般家庭の屋内での発症例が圧倒的に多いのです。

日本救急医学会が行った2018〜2019年における低体温症疫学《えきがく》調査によれば、偶発的低体温症の患者1194人のうち、屋内での発症は実に73・4％を占めていました。

低体温症とは、寒さで身体の熱が奪われ、深部体温（直腸温、膀胱温、食道温、肺動脈温など）が35℃以下に低下した状態をいいます。低体温麻酔のように意図的に低体温とした場合と区別するために、偶発性低体温症とも呼ばれます。

低体温症の原因としては、次の4つが挙げられます。

①寒い環境

②熱喪失状態

③熱産生低下

④体温調節能低下

などがあり，これらが単独あるいは複合して発症します。

深部体温が35℃以下となると、身体が体温を維持しようとして、シバリングと呼ばれる身体の震えのような生理現象が現れます。気温が急に冷え込んできたとき、身体がブルブル勝手に震え出す経験をしたことがみなさんありますよね。

この段階では、まだ命に関わる症状ではありません。

しかし、深部体温がそのままどんどん下がると、シバリングも消失し、筋肉の硬直や脳機能の活動低下が起こってきます。呼吸系では呼吸数が低下し呼吸停止へ、循環系では頻脈から徐脈・心停止へと体温低下に伴い抑制的に働きます。

このようにして低体温症によって亡くなる方の大半が65歳以上の高齢者で、80歳以上でその数は急増します。

高齢者の場合、体温調節機能の低下や皮下脂肪・筋肉量の低下、食事量や運

（低体温症の年齢別発生数）

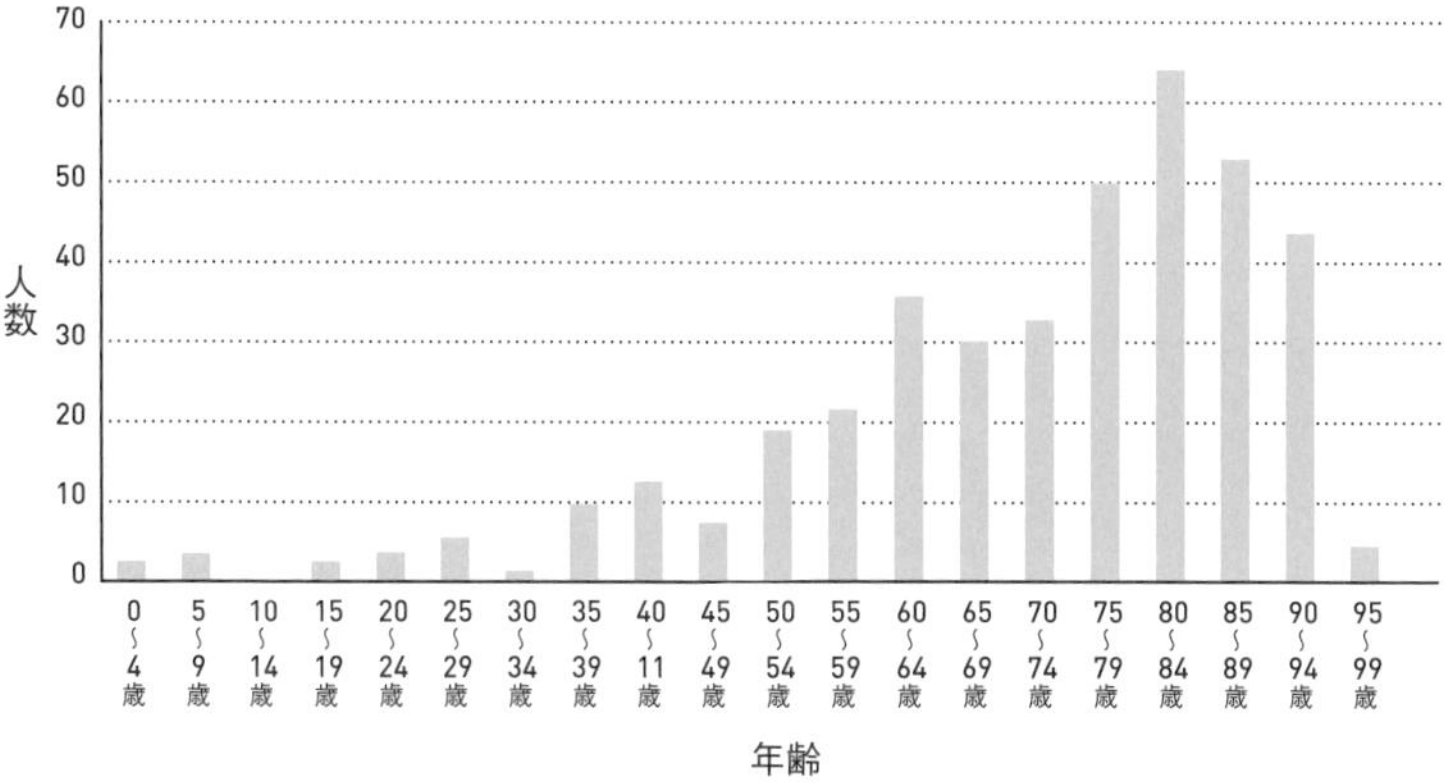

＊出典：日本救急医学会 熱中症に関する委員会「本邦における低体温症の実際」より

動量の低下などから、低体温症になりやすいと考えられております。

また乳幼児についても、体温調節機能が成熟していないことなどから、高齢者と同じように低体温症に陥《おちい》りやすいリスクがあります。

低体温症の予防のためには、次のようなことをするのがおすすめです。

・エアコンやヒーターを使い、室温を20℃以下にならないように調節する
・身体が冷えないように、ネックウォーマーや帽子、靴下を活用する
・汗をかいても保温効果が高い衣類を選ぶ
・温かい食べ物や飲み物を適宜摂取する

といったような低体温にならないようにする工夫や環境作りが重要です。

また、高齢者や乳幼児のいる家庭では、家族が低体温になっていないかどうかを適宜チェックすることをおすすめします。

Chapter

2

子育て＆子どもの成長にまつわる病気や危険

股関節の発育にはコアラ抱っこがとても大事

Check

- チェック項目に当てはまる子どもは小児整形外科医の受診を
- コアラ抱っこが子どもの股関節の発育に役に立つ

発育性股関節形成不全という病気をご存じでしょうか？

かつては「先天性股関節脱臼」と呼ばれ、赤ちゃんの股関節が脱臼するのは生まれつきの要因が大きいと考えられていました。しかし時が進むにつれ、先天的な要因のみで発症するわけではないということがわかってきたため、現在の名称で呼ばれようになりました。

脱臼予防と早期発見の啓発運動の結果、以前と比較し発症例が大きく減りつつあり、現在の発生率は1000人に1～3人程度となっています。

発育性股関節形成不全のリスクであるといわれているのは、次のようなものです。

・女の子である

・家族に股関節が悪い人がいる

・逆子（骨盤位）で生まれた

・向き癖がある

・寒い時期（11月～3月）に生まれた

女の子は男の子より4～9倍、家族歴があると5～12倍、逆子（骨盤位）も5倍程度リスクが上がるとされているため、この3つのうち2つ該当する場合は、小児整形外科医がいる医療機関で検査してもらうことをおすすめします。

これらの3つのリスク因子は、生まれたときにはどれが当てはまるかわかっているはずなので、生後3～4カ月で受ける乳児健診を待たずに、早期に受診するほうがよいでしょう。

一方で、向き癖や寒い時期に生まれるというリスクは、内容を理解することによって対策を立てることができます。赤ちゃんの6割程度には向き癖があり、右向きが多いというデータがあります。赤ちゃんには「非対称性緊張性頚反射」と呼ばれる、顔を一方に向けると顔の向いたほうの上下肢が伸展し、反対側の上下肢が屈曲位を取るという反射が生後4カ月程度まで存在します。例えば右を向いていると左脚を曲げるという形になり、左側はよくない脚のポジションになりがちです。実際、発育性股関節形成不全は左側に多いというデータもあります。

向き癖がある赤ちゃんには、

・向き癖側の反対側から話しかける

・向き癖のある側の身体の下に薄くバスタオルなどを挿入し、反対側を向きやすくしてあげる

・授乳などで横向きに抱くときにいつもと頭が反対向きになるように抱く

・眠ったあとに向き癖と反対に向かせてあげる

などを意識してもらえるとよいかと思います。

発育性股関節形成不全の全国多施設調査による結果報告では、出生月別では4月〜9月生まれが362例（28％）、10月〜3月生まれが918例（72％）という結果でした。これに関しては寒い時期には衣服が厚くなったり、おくるみなどで赤ちゃんがくるまれることが多くなることで下肢の運動が妨げられ、脱臼が多くなると考えられます。お部屋を暖かくして薄着にしたり、もしくは上半身だけくるみ、下半身を自由にする育児を心がけましょう。

股関節が動かしやすい環境づくりについては、特に小児整形外科領域ではおむつ、衣類やおくるみ、抱き方について指導することが多いです。

●おむつの選び方・付け方

おむつが下にずれたり、当て方が低いと、両サイドのギャザー部分が太ももの開きを邪魔してしまいます。ウエストのテープがおヘソの高さにくるくらいの高さでしっかり履《は》くのが望ましく、おヘソが見えているような場合はおむつが低いか、サイズが小さい可能性があります。おむつを付けたあとは、必ず股を開くように動かし、外側に食い込みがないかをチェックしてあげましょう。

●服の選び方、おくるみの考え方

身体のサイズと合っておらず小さいものは股関節の動きを妨げる可能性があります。ゆったりと余裕があり、股関節を曲げた姿勢を取ることができるもの、脚の運動を妨げないものを選びましょう。また、おくるみやおひなまきといった手法がありますが、脚までグルグル巻きにしてしまうと、股関節がよくない姿勢で固定されてしまう可能性があるので、上半身と手だけしっかり布で包み、下半身は巻かずに股関節が動かしやすい状況を作ってあげましょう。

●抱き方

横抱きやスリングのように片方の股関節が動かしにくくなってしまう抱き方より、正面から縦に抱く「コアラ抱っこ」がすすめられます。赤ちゃんを正面から抱くと、両ひざと股関節が曲がったM字型開脚をして、抱いている人の胸にしがみつく形になります。この正しい抱き方が、あたかもコアラが木につかまった形に似ているところから、「コアラ抱っこ」と呼ばれます。同様の姿勢

赤ちゃんの股関節を守るコアラ抱っこ

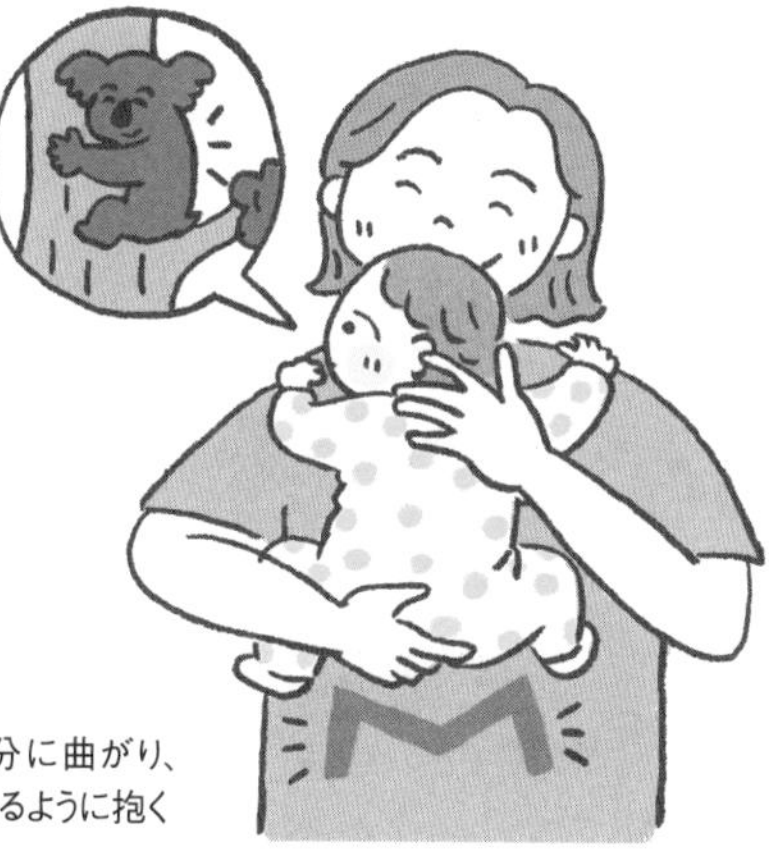

両脚が十分に曲がり、
M字型になるように抱く

が取れる「正面抱き用の抱っこひも」の使用もOKです。赤ちゃんを育てるうえで股関節に大切なのは「両ひざと股関節を曲げてM字型に開脚した状態をベースに、自由に両脚を動かせる環境を作る」ことです。

発育性股関節形成不全で何よりも大切なのは予防と早期発見になります。早期発見から早期治療へとつなげることも大切です。また、早期発見に関しては前述したリスク因子のほかに、「片方の股関節だけ開きが悪い」「両太もものシワが左右非対称」などで、ご家族や医師が気づく場合もあります。もしそのような症状に気づいたら、早めに小児整形外科を受診するようにしましょう。

意外と多い誤嚥や窒息に注意！　知っておくべき3つの応急処置

Check

- 直径4cm未満のものは、子どもが誤嚥《ごえん》や窒息を引き起こすリスクがある
- 窒息したらただちに119番通報し、救急車到着まで応急処置をくり返す

誤嚥とは、食べ物や異物が誤って気管に入ってしまった状態をいいます。小さな子どもは、咳をしたりして気道の異物を排出する力が弱いので、誤嚥や窒息が起こるリスクが高く非常に危険です。特に誤嚥の可能性が高いのが、0～3歳児といわれています。

まず、誤嚥や窒息という事故が起こり始める時期を知っておきましょう。赤ちゃんは生後5～6カ月程度から物をつかみはじめ、つかんだものを口に入れたりする行動が見られるようになります。赤

子どもの口の大きさを知っておこう！

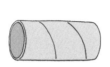

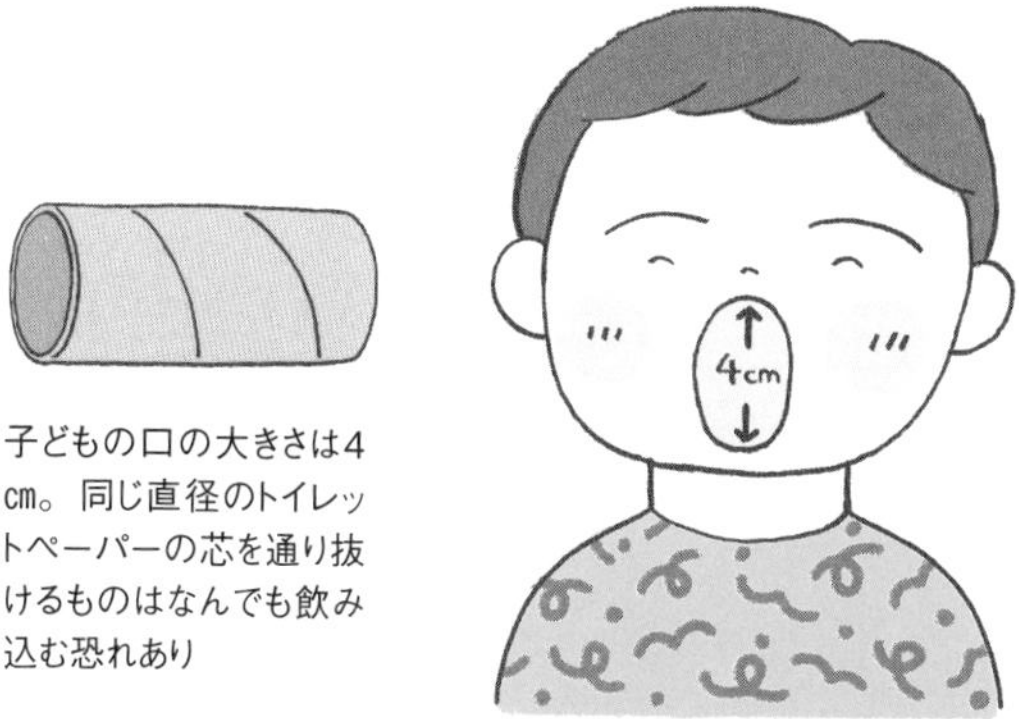

子どもの口の大きさは4cm。同じ直径のトイレットペーパーの芯を通り抜けるものはなんでも飲み込む恐れあり

ちゃんの口に入るような小さなものをそばに置いておくと、口に入れて飲み込んでしまう恐れが出てきます。東京消防庁管内で平成30年～令和4年の5年間に窒息や誤嚥等により医療機関に救急搬送された5歳以下の子どもにおける統計データを見ると、年齢別では0歳児が多く、成長に伴い減少する傾向にあり、また月齢では7カ月から窒息や誤嚥による救急搬送が急増し、9カ月でピークに達していました。

誤嚥や窒息の原因となるものは実にさまざまです。子どもの口の大きさは、3歳児で直径約4㎝程度となり、トイレットペーパーの芯の直径とほぼ同じとなります。つまり、トイレットペーパーの芯を通り抜けてしまうようなものはすべて、子どもの口に入ると誤嚥や窒息を引き起こす恐れがあるということです。

日本小児科学会が公開している「Injury Alert（傷害速報）」には、ありとあらゆるもので誤嚥・窒息した報告が挙げられています。スーパーボールや、サイズの小さい木製のおもちゃ、あめ玉や、グミ、ミニトマト、こんにゃく入りゼリー、ピーナッツなどの食べ物、文房具や硬貨、ボタン、ボタン電池、磁石、タバコ、あらゆる包みや袋など……家庭の中にあるさまざまのものが窒息の原因となります。食事の際に誤嚥・窒息を防ぐポイントとしては、

・食品は小さく切り、食べやすい大きさにして与える
・ひと口の量は無理なく食べられる量にする
・気管支に入りやすいナッツ類などは、3歳を過ぎるまで食べさせない
・ほかの人間が子どもに危険な食品を与えないよう注意する
・食べるときは食事に集中させる
・急いで飲み込まず、ゆっくりとよく噛み砕いてから飲み込むようにさせる

・食事の際は、お茶や水などでのどを潤してから食べさせる

などが挙げられます。おもちゃや小さな部品など、子どもが口に入れて危険そうなものは、子供の手の届かない場所に保管するようにしましょう。

実際に子どものものどに何か詰まってしまった可能性がある場合、どうしたらよいでしょうか。窒息のときは、のどのあたりを手で押さえながら苦しむ「チョークサイン」が有名ですが、子どもの場合はサインが乏しいことも少なくありません。

窒息してしまうと3〜4分で顔色が青紫色等に変色し、5〜6分程度で呼吸が止まって意識消失や心停止に至ります。そして15分程度で脳死に至ってしまいます。状態の変化が早く、救命には一刻を争うため、窒息に気づいた時点で、ただちに119番に通報し、救急車が来るまでの間に詰まったものを吐き出せる応急処置を行います。

応急処置の方法としては、3つあります。

①背部叩打法（背中を叩く）

乳児をうつぶせの姿勢にして、片手で乳児の体を支え、手のひらで乳児のあごをしっかり支えます。もう一方の手のひらのつけ根で乳児の背中を叩きます（5～6回で1セット）。

②胸部突き上げ法（胸部を圧迫する）

乳児をあお向けにして、片手を乳児の体の下から後頭部に回し、体と頭をしっかり支えます。心肺蘇生法（152ページ参照）と同じやり方で胸部を圧迫します（5～6回で1セット）。

③ハイムリック法（腹部突き上げ法）※1歳以上に限る

子どもの背後から両腕を回して抱き、片方の手を握りこぶしにして、子どものみぞおちの下に当てます。反対の手をその上にそえて、両手で腹部を上に圧迫します。これをくり返します。

1才未満の場合は①と②を、1～7才くらいの子どもの場合は①と③をくり返してください。小さな子どもがいる家庭では万が一の場合に備えて、対処法を定期的に復習しておくことをおすすめいたします。

（子どもが物をのどに詰まらせたときの応急処置）

背部叩打法

片腕と手のひらで乳児の体とあごを支え、もう一方の手のつけ根で乳児の背中をしっかり叩く

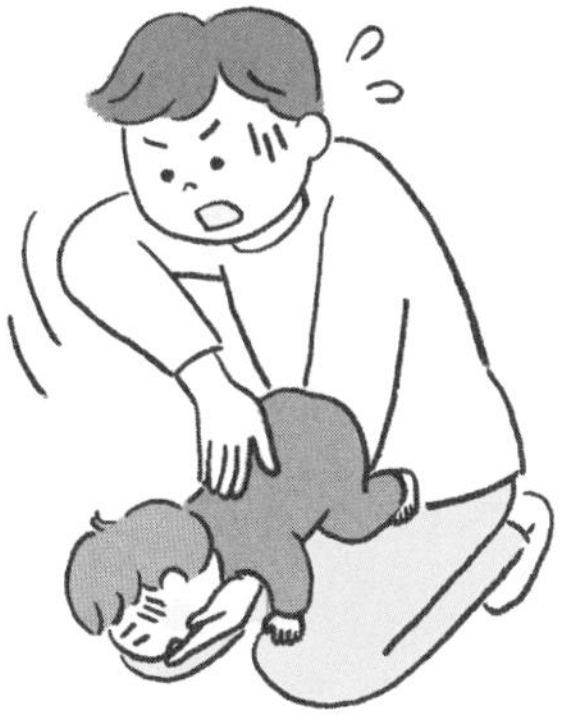

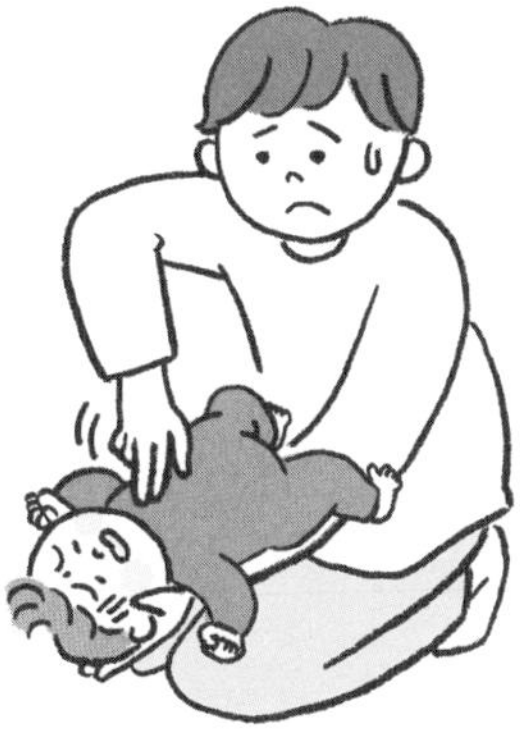

胸部突き上げ法

あおむけにした乳児の後頭部を手のひらでしっかり押さえ、心肺蘇生法と同じやり方で胸部を圧迫

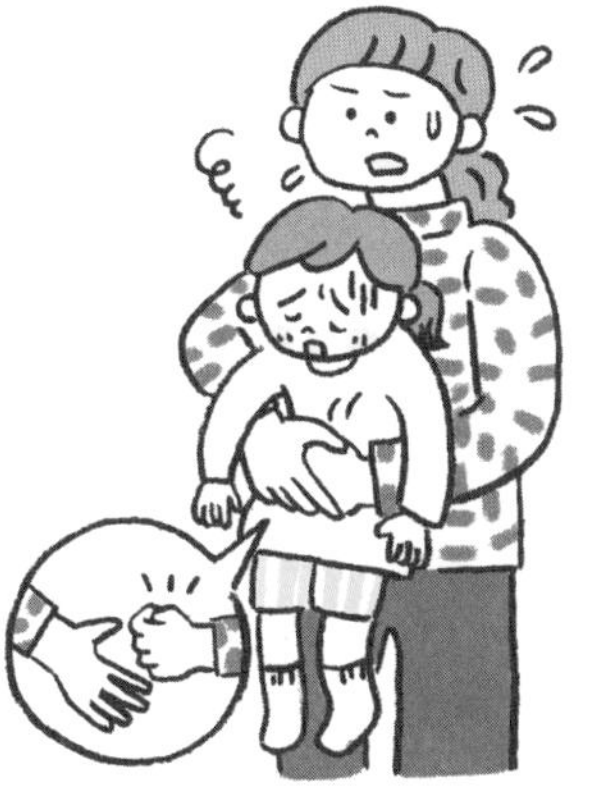

ハイムリック法

握りこぶしにした手をもう片方の手で握り、みぞおちの下の部分を押さえて両手で腹部を上に圧迫

おもちによる窒息リスクは桁違い

Check

- おもちの窒息リスクはご飯の約100倍！
- もちによる窒息死亡事故は正月三が日が圧倒的に多い

平成30年から令和元年のおもちによる高齢者の死亡事故は、消費者庁の調べによると、43％が1月に、14％が12月に発生しており、特に1月1日〜3日に非常に多く起こっていることがわかりました。高齢になると、ものを噛む力や飲み込む力が低下するため、誤嚥自体が増える傾向にあります。食品安全委員会が窒息事故の多い食品についてリスクを評価した食品健康影響評価の中ではおもちの窒息リスクも評価されており、ご飯の窒息リスクを1倍とす

食品別窒息リスク

ひと口あたりの窒息事故頻度

食品群	単位：1億分の1
ご飯	0.046～0.093
もち	6.8～7.6
パン	0.11～0.25
肉類	0.074～0.15
魚介類	0.055～0.11
果実類	0.053～0.11

＊出典：内閣府食品安全委員会報告より

左の表のように、ご飯ともちの数字を比べると、餅のほうが約100倍以上の窒息リスクがある

ると、おもちの窒息リスクはなんとご飯の１００倍以上となっています。おもちをのどに詰まらせないポイントは次の通りです。

①細かく切り、食べやすい大きさする

②食べる前にお茶や汁物を飲み、のどを潤す

③ゆっくりと噛んでから飲み込む

④噛む力や飲み込む力が弱い高齢者などと一緒に食事をする際は注意を払う

のどにおもちを詰まらせたら、前項の背部叩打法や腹部突き上げ法（ハイムリック法）が有効です。窒息に気づいたら、１１９番で救急要請し、待つ間気道の異物に対する対処法を実践するようにしましょう。

成長曲線ってどんなもの？

Check

- 成長曲線があれば、子どもの発育に関する情報が一目でわかる
- 成長に関わる異常の発見にも役立つ

育児をしていると「うちの子の身長の伸び具合はどうなんだろう？」とか、「太りすぎてないかな」と気になりますよね。

特に小さな子どもの発育は、同じ月齢・年齢の子ども同士でも大きな差が見られることも少なくありません。特に子供の成長が著しい時期などは気になるのではないでしょうか。

例えば子どもの身長については、よく伸びる時期が人生に2度ほどあります。1回目の時期が赤ちゃんのときです。平均的な身長

の赤ちゃんは、出生時は約50㎝程度ですが、生後12カ月を迎えるころには75㎝と、なんと1年でおよそ25㎝も伸びます。少しずつ伸び方が落ち着き、4歳になるころには100㎝まで伸びていきます。体重も同様で、出生時の体重は約3㎏程度ですが、生後12カ月時点では約9㎏となり、1年間で体重は実に3倍に増えることがわかります。

その後、女の子は10歳ころ、男の子は12歳ころから二次性徴と呼ばれる思春期の変化が現れ始め、同時に身長などもよく伸びることから「第二次成長期」などと呼ばれたりします。

このような発育に関する標準的なデータはネットを検索することでいくらでも出てくるのですが、これより子どもが大きかったり小さかったりした場合のデータはあまり出てきません。また、「小さいころは発育がよかったけれども、思春期に入ったら、あまり身長が伸びなくなった」とか、「最近体重が増えすぎているのは？」などなど、途中から成長の度合いが変わってきた場合は、親としても心配になるのではないでしょうか。

このような子どもの成長の度合いや変化について考えるとき、貴重な手がかりとなるのが成長曲線です。

所定の成長曲線のグラフ上に、子どもの身長と体重の記録をつけていくと、その子の成長の度合いを一目で見ることができます。また、低身長や高身長などの成長異常や、場合によっては原因となる疾患を早期のうちに発見できることがあります。

成長曲線の書き方を説明してみましょう。

成長曲線は母子健康手帳にも必ずありますし、育児用スマホアプリなどに導入されている場合もあります。紙やデータとして欲しい場合、ネットで「成長曲線　ダウンロード」などと検索すれば成長曲線を手に入れることができます。

では、成長曲線にこれまで計測された身長、体重のデータを書き入れてみましょう。

なお、成長曲線は次のような特徴があります。

・97、90、75、50、25、10、3という線があるもの

・＋2・0SD、＋1・0SD、平均、－1・0SD、－2・0SD、－2・5SD、－3・0SDという線があるもの

・グラフ内に帯状の領域があるもの

一つ目はパーセンタイル曲線というもので、全体を100とした場合、何番目に位置するかを示します。簡単に説明すると、身長の3パーセンタイルとは、背の順で並ぶと100人の中で前から3番目の高さとなります。

二つ目のSDというのは標準偏差を意味します。身長の伸び方は個人差がかなり大きいため、どこまでが正常でどこからが異常かをわかりやすく幅で示したものになります。テストなどで出てくる偏差値と考え方は同じです。－1・0SDから＋1・0SDの間に入る身長の人は全体の68・3％、－2・0SDから＋2・0SDの間の身長の人は全体の95・5％となり、この幅に入っていれば標準的な成長の範囲であると判断します。

三つ目の帯状の領域があるものに関しては、－2・0SDから＋2・0SDまでの間に色をつけてあるだけなので、二つ目の簡易版と考えていただければよ

成長曲線にトライ

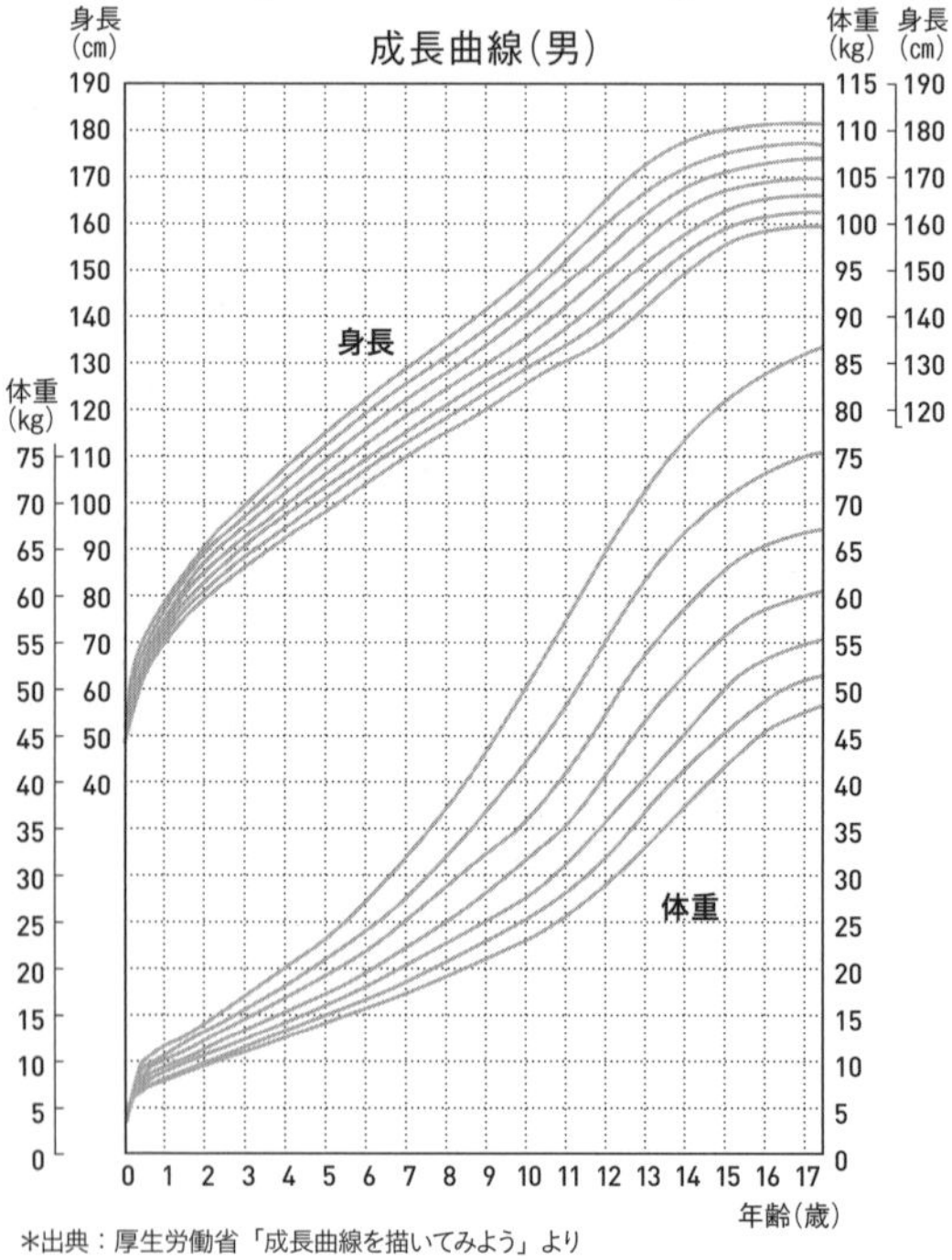

＊出典：厚生労働省「成長曲線を描いてみよう」より

いかと思います。

通常、医療の領域ではわかりやすさからＳＤスコアが好んで用いられます。

成長曲線に記録をつけていくと、子どもの生まれたときから現在までの成長の流れが見えてきます。例えば、「身長自体は伸びているが、ずっと−２・０ＳＤよりも下である」や、「途中まではいい感じに伸びていたのに、ここ最近急に伸びなくなってきた」などの経時的な変化を一目で読み取ることができ、そこから病気の関与はないのかなどの検査につなげるという

成長曲線（女）

身長(cm) / 体重(kg) / 身長(cm)

体重(kg)

身長

体重

0 1 2 3 4 5 6 7 8 9 10 11 12 13 14 15 16 17

年齢(歳)

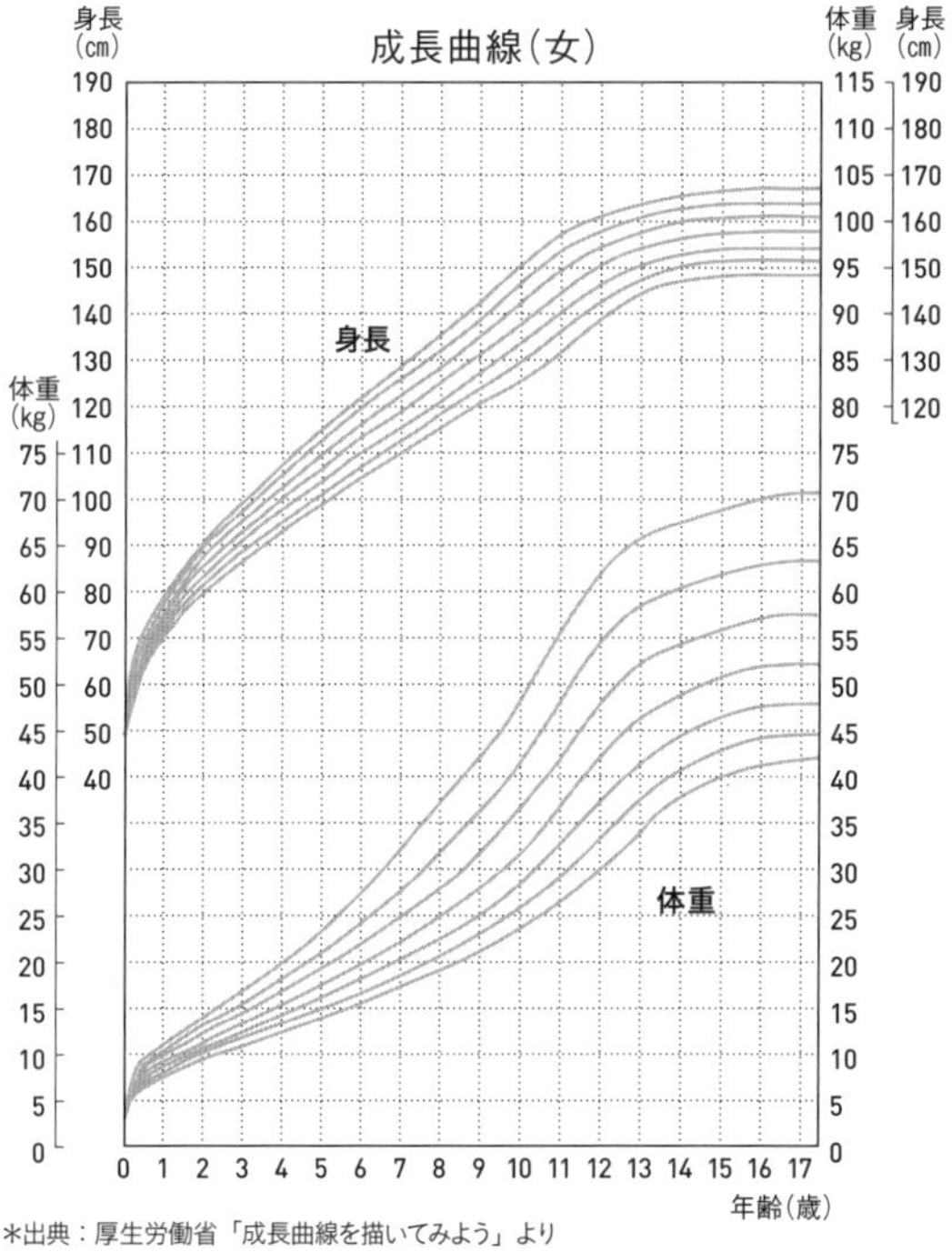

＊出典：厚生労働省「成長曲線を描いてみよう」より

具合で利用することができます。成長曲線を活用すれば、例えば低身長の場合には隠れた染色体の異常や、内分泌系の異常などに早めに気づくことができる可能性があります。

もし成長曲線をつけていて、子どもに平均的な変化とかけ離れた傾向が見られるような場合は、まず小児科などで相談することをおすすめします。成長曲線の異常があれば必ず病気が存在するというわけではありませんが、もし異常に早いうちに気づくことができるなら、それだけ早く診断や治療につなげることができます。

成長痛ってなに？

Check

- 親が「どうせ成長痛でしょ」と勝手に判断してしまうのはリスクあり
- 成長痛は除外診断。まずは整形外科の受診を

子どもの関節が痛くなったりした場合にネットであれこれ検索をしたりすると、成長痛に関する記事が出てくることがあります。成長痛ってことは「成長に伴って痛みが出るだけだからほっといていいか！」と考えてしまう方も中にはいることでしょう。

成長期の子どもたちが訴える下肢の痛みのうちに、ある程度特徴のあるパターンをくり返す痛みの症状がある場合、それを総称して成長痛と呼ぶことがあります。成長痛といっても、そうした名称の

特定の病気があるわけでありません。例えば、夕方や夜になってから、子どもが「足が痛い」と突然訴え始めたが、翌日になると、昨晩の痛みがまったくなかったようにケロリとして走り回っているなどは、成長痛の典型的なパターンの一つではあります。成長痛の特徴をまとめると、次のようなものになります。

①年齢は3歳〜8歳くらいの幼児〜小児に多い
②夕方から夜や朝方に痛みが出る
③主に下肢の関節などが痛む（ふくらはぎ、ひざの裏、足首など）
④触ってあげたりマッサージすると、痛みが消えることがある
⑤泣くほど痛がったが、翌日は何もなかったように元気に活動する
⑥不定期な場合もある

成長痛の原因は、現段階でははっきりわかっていません。

ぜひ心に留めておいていただきたいのは、成長痛は家庭で正しく診断ができるものではないという点です。整形外科では、成長痛は除外診断によって診断されます。問診や検査によって、疑わしい病気を「これは違う」「これも違う」

と次々排除していった結果として、何もひっかかる病気がないとき、「疑わしい病気はないので成長痛でしょう」という診断が初めて下されます。

そのため、いかにも成長痛のような症状が出ているからといって、親が「どうせ成長痛でしょ」と勝手に判断し、病院を受診しないままにしてしまうことにはリスクが伴います。成長痛と思われる症状に、別の病気が隠されている可能性がないとはいえないからです。例えば、疲労骨折や骨端症《こつたんしょう》（骨端線が痛くなる子どもの病気）、骨髄炎《こつずいえん》や腫瘍《しゅよう》などがあるかもしれません。また、ひざが痛いといっていたが実は股関節に問題があったなどのケースは外来でもよく遭遇します。化膿性関節炎などの炎症性疾患や悪性腫傷など、一部の疾患の中には速やかに治療をしないと予後《よご》（治療後の経過）が悪いものもあるため、成長痛と思われる症状においても整形外科の受診をおすすめします。

成長痛と診断を受けた場合は、しっかり下肢を休ませながら経過を見ましょう。マッサージやストレッチが有効な場合もあります。最後に成長痛のためのストレッチ体操を紹介しておきますので、親子で毎日やってみてください。

（成長痛をやわらげるストレッチ）

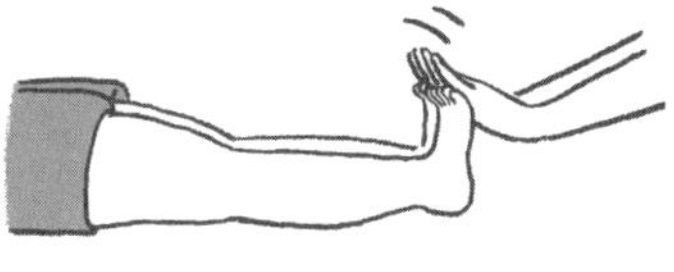

1

足首をそり返し、ふくらはぎを伸ばす

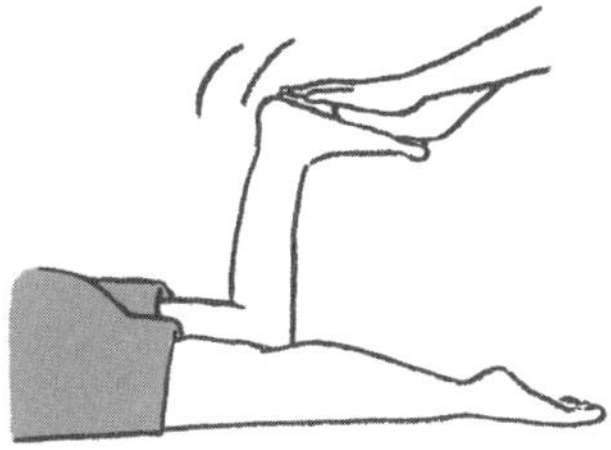

2

腹ばいで足首をそり返し、ふくらはぎを伸ばす

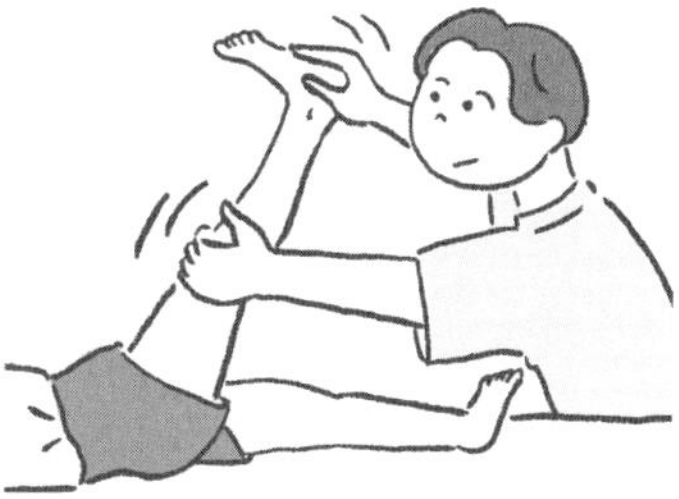

3

ひざを伸ばし、脚を持ち上げ、太ももの後ろの筋肉を伸ばす

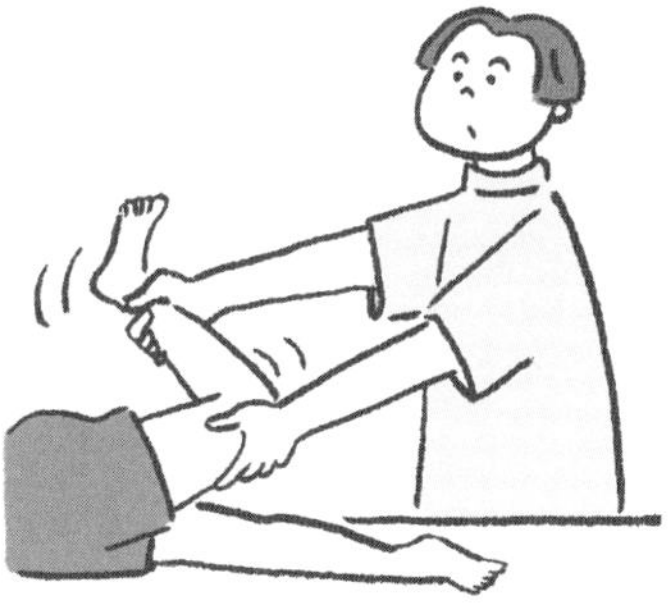

4

腹ばいでひざを曲げ、太ももを持ち上げ、太ももや股関節前方の筋肉を伸ばす

麻疹から考えるワクチンの重要性

Check

- 麻疹《はしか》は感染力が非常に強く重篤な合併症もあるが、特別効果がある治療法はない
- 流行を抑え続けるためにはワクチンの接種率が重要
- 免疫不全患者や妊婦をコクーン戦略で守ろう

麻疹は、麻疹《ましん》ウイルスによって引き起こされる急性の感染症です。麻疹ウイルスは、空気感染、飛沫《ひまつ》感染、接触感染によってヒトからヒトへ伝播《でんぱ》しますが、感染経路や非常に強い感染力から、マスクや手洗いだけでは予防することができないとされています。免疫を持っていない人が感染すると、ほぼ100％発症します。

感染すると、約10～12日ほどの潜伏期を経て、発熱や咳などの症状で発症します。38℃前後の発熱が2～4日間続き、上気道炎症状

と結膜炎用症状が現れ、しだいに強くなります。

乳幼児では下痢や腹痛を伴うことも多く、発疹が現れる1〜2日前ごろに口の中の頬粘膜に1㎜程度の白い小さな斑点が出現します。その後、熱はいったん下がったのちに、39℃以上の高熱と全身の発疹が出現します。麻疹の主症状は7〜10日ほどで回復しますが、合併症の併発率は約30%もあり、油断できません。

合併症には、肺炎、中耳炎、脳炎などがあり、肺炎と脳炎は麻疹による2大死因となり、注意が必要とされています。

また、長期的な合併症として、亜急性硬化性全脳炎（SSPE）と呼ばれる中枢神経疾患を発症することがあります。SSPEは、麻疹にかかったのち、7〜10年で発症するといわれており、知能障害や運動障害が徐々に進行し、発症から平均6〜9カ月で死に至る恐ろしい疾患です。

麻疹に対する特効薬はなく、予防に関してても唯一有効であるといわれているのはワクチンになります。

（麻疹、風疹予防接種の実施状況のグラフ）

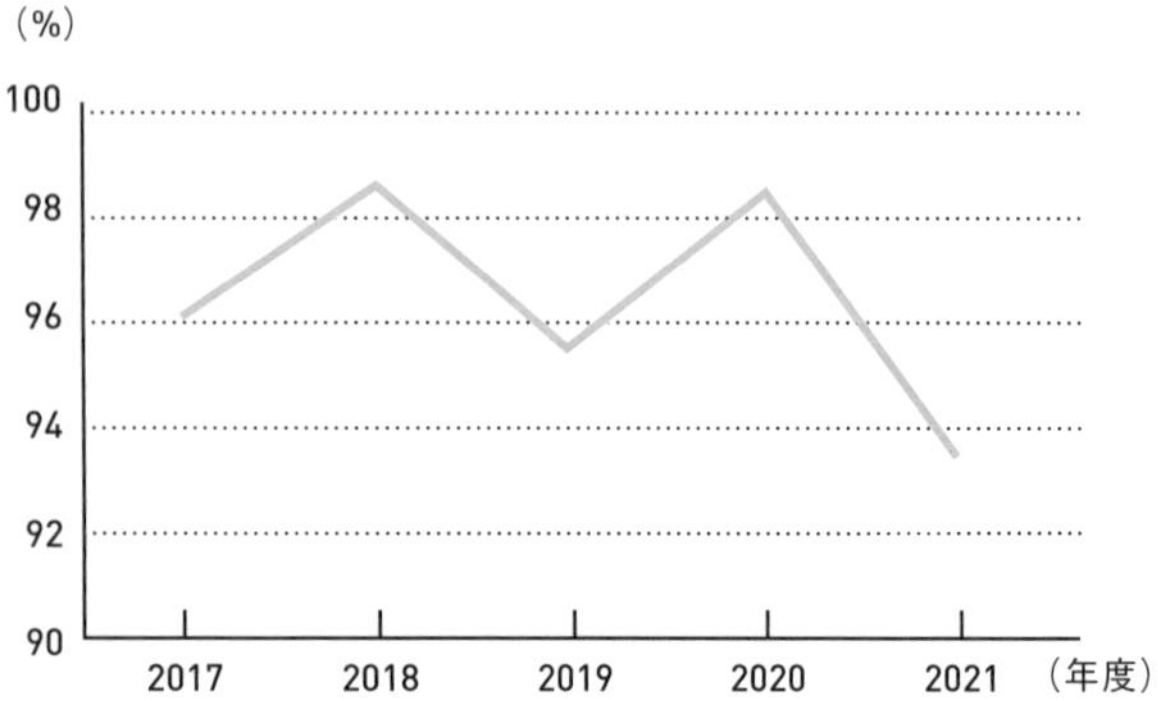

＊出典：厚生労働省「麻しん風しん予防接種の実施状況」より

日本においては、１歳になったときと6歳になったときに麻疹・風疹混合（ＭＲ）ワクチンの接種することにより、99％以上の人が免疫を獲得することができるとされています。

予防接種の目的はこの「個人を感染から守る」というほかに、「多くの人がワクチンを打つことにより、社会全体からその感染症を減らす」というものもあります。

麻疹の流行を抑え込むためには接種率95％以上が必要と考えられていますが、２０２１年度の１回目接種率は93・5％、２回目接種率は93・8％とどちらも下回る結果となっています。

流行を抑え込み、社会全体からその感染症を減らすことは、ワクチンを打つことができない方々をその感染症から守ることにもつながります。

例えば、妊娠中に麻疹にかかってしまうと早産や流産のリスクがありますが、すでに妊娠している場合はワクチン接種ができません。

しかし、妊婦の周囲の人たちがワクチンを接種し集団免疫が達成されることで、結果としてワクチンが打てない妊婦の感染リスクも下げることができます。

また、免疫不全・免疫機能低下者もワクチン接種ができないため、同様の恩恵を受けることができます。このような考え方は、繭で守ってあげるというイメージから「コクーン戦略」と呼ばれています。

この戦略は麻疹だけではなく、ほかのさまざまな感染症にも通じる考え方です。

感染して免疫を作るよりはるかに低いリスクで免疫を作れるワクチンは、人類の叡智《えいち》の結晶であるといっても過言ではないと考えます。

子どもの腕を引っ張ると危ない

Check

- 小さい子どもの腕を無理に引っ張らない
- 引っ張られて起こる肘内障は小さい子どもに起こりがちな疾患
- 再発もあるので気をつけよう

子どもが手を強く引っ張られたり、不自然な形で手をついてしまったりすると、痛がって、腕をだらんと下げたまま動かさなくなることがあります。こうした状態のときに疑われる外傷性疾患の一つが肘内障《ちゅうないしょう》です。肘内障は、手を強く引っ張られたりした際に、輪状靭帯《じんたい》という靭帯からひじの外側にある橈骨《とうこつ》が外れかけてしまうという病気です。5歳までの幼児に多く見られます。ぐずる子どもをたしなめたり、危険から子どもを守るために腕を引っ張ったり、

肘内障とは？

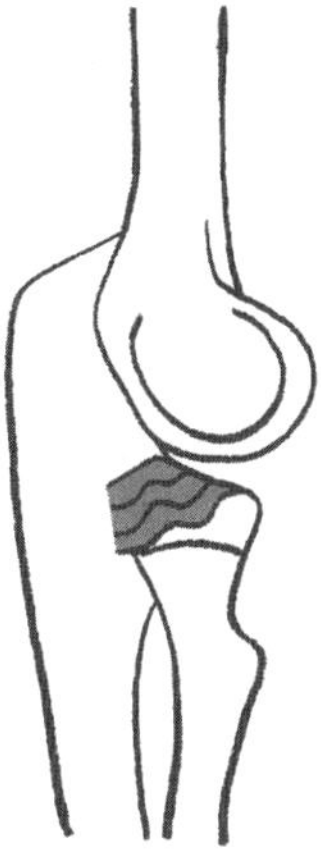

手を強く引かれたときなどに、肘の外側にある橈骨が輪状靭帯から外れてしまう病気

家庭ではさまざまなケースで腕の引っ張りが行われています。このような症状を認めた場合、まず整形外科を受診しましょう。

肘内障だと思い込み整復操作*をしてもらったが痛みが改善されず、整形外科を受診した結果、実は「骨折」だったなどというケースはよくあります。肘内障と診断がつき、整復操作を行えば再び動かせるようになります。一度肘内障になると再発するリスクもあるので、その後もむやみに手を引っ張らないようにしましょう。

10歳を過ぎても肘内障をくり返す場合、骨や腱などに異常がある可能性もあり、医療機関の受診をおすすめします。

＊整復操作：骨や靭帯などを正常な位置に戻す操作のこと

子どもが学校健診で〝側弯症〟と指摘されたら？

Check

- **側弯症《そくわんしょう》は、主に小児期～思春期に見られる、背骨が左右に曲がっていく病気。**
- **学校健診で「側弯症の疑い」と指摘されたら、迷わず整形外科へ**

側弯症とは、ざっくりいうと背骨が左右に曲がっていく病気です。その弯曲の角度が基準値を超えると側弯症と診断されます。

側弯症は発生原因から、①**先天性（生まれつき脊椎《せきつい》の構造に異常がある場合）**、②**症候性（生まれつき筋肉や神経に異常があり、それが原因で生じる場合）**、③**特発性（原因不明の場合）**、④**機能性（腰痛や姿勢不良から起こる）**に分けられます。

最も頻度が高いのが特発性で、一般に側弯症といえばこの特発性を指すことが多くなります。

側弯症は放置していると変形が進行し、単なる背骨の変形だけではなく、さまざまな影響が出る可能性があります。変形が進行すると、左右の肩の高さの違い、肩甲骨の突出、腰の高さの非対称、胸郭の変形、肋骨や腰部の隆起などの見た目の変化が現れます。

また、胸郭の変形などから心肺機能などの低下につながるケースもあります。このため早期に発見し、あらかじめ整形外科医が介入しておくことが大切です。

これまで学校では、側弯症などの早期発見のために学校健診が行われてきました。1979年に導入された「側弯症学校検診」に替わり、2016年からは、「運動器学校検診」という形で検診が行われています。

学校から、『側弯症の疑い』という結果が届くと、予期していなかった親はびっくりするかもしれませんが、とりあえず整形外科を受診して現時点での側弯症の程度を評価する必要があります。

そもそも子どもが側弯症であるかどうか正しい診断を受けること、また側弯症であった場合、経過観察をしていくだけでよいのか、治療開始が必要な状態なのか、原因として何かほかに病気が存在するのかなどをしっかり診察してもらいましょう。

側弯症と診断された場合、その進行の度合いによって治療の方法が変わってきます。

側弯症の一般的な治療方針は

①程度が軽い場合↓定期的な経過観察
②程度が中等度の場合↓装具療法(側弯の進行を抑える装具を日常的に装着する)
③程度が高度の場合↓手術療法

というものになります。

側弯症を治してあげたいと思うあまり、インターネットなどでマッサージや牽引、徒手矯正などを探すご家族もいらっしゃるかと思います。実際にネットで検索すると、そのようなものはたくさん見つかります。

しかし、それらの行為は長い治療の歴史の中で、医学的には効果がないと考

（側弯症の早期発見法）

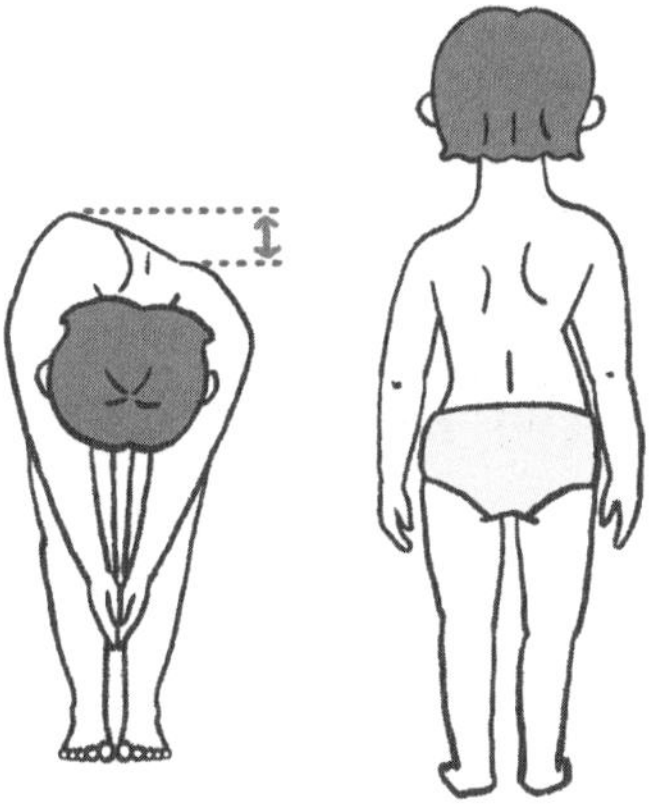

1
肩の高さに左右差がないかどうか

2
肩甲骨が片方だけ出ていないか

3
ウエストラインが左右非対称かどうか

4
前屈させたとき背部に肋骨隆起はないか（前屈テスト）1-1.5cm 以上の左右差

えられてきました。

気になる場合は、ぜひかかりつけの整形外科医に相談してください。

くり返しになりますが、側弯症の場合に何よりも重要なのは、できる限り早めに病気を見つけ、治療につなげることです。

本人が気づかず、家族などが子どもの側弯症に気づくケースも少なくありません。最後に早期発見に役立つ家庭でできる側弯症チェック法を紹介しますので、定期的に確認してみてください。

身近に潜む破傷風に御用心

Check

- 土をいじる作業などには破傷風のリスクがあることを知っておこう
- 予防的な治療のために、破傷風ワクチンの最終接種年齢を覚えておこう

地震や豪雨などによる災害被災地の復興作業や、あるいはガーデニングブームなどの到来から、しばしば破傷風という病気の名前を聞くことが増えています。

破傷風は、破傷風菌が傷から入り込んで起こる病気です。

破傷風菌は酸素が苦手な嫌気性菌なので、芽胞《がほう》に包まれる形で土の中などに潜んでいます。ケガをしてできた傷の中に土や泥が入り込んだり、錆びた釘などが刺さったりすると、土中の芽胞が体内に侵入して発芽・増殖し、神経毒素

を産生します。

潜伏期間は3日〜21日ほどで、平均10日程度といわれています。

破傷風にかかった際の症状としては、次のようなものがあります。

- **発汗、頻脈・多動・イラつきなど**
- **口が開けづらくなる（開口障害）**
- **顔面の筋肉がけいれんし、笑っているように見える（痙笑《けいしょう》）**
- **体が後ろにのけぞるような強直性けいれん発作（後弓反張《こうきゅうはんちょう》）**

破傷風では意識は保たれ、このような症状に苦しむことになります。

致死率は10%〜20%と高いので、破傷風発症のリスクがある場合は破傷風トキソイドや抗破傷風人免疫グロブリンが使用されます。

このような製剤を使うときの判断材料として重要な情報が「破傷風ワクチンの最終接種年齢」になります。

日本では、定期接種第1期に四種混合ワクチンを4回接種し、第2期（11〜12才）で二種混合ワクチンを1回接種します。

すなわち、何か理由があってワクチン接種をしていない場合を除けば、11〜12才でワクチンを打っていることになります。

ケガをして整形外科などを受診した場合、受傷した理由や創部の状態、破傷風ワクチンの最終接種年齢などから、あなたに必要な治療法が提示されます。

日本では、だいたい年間約100人が破傷風を発病し、このうち5〜10人程度が亡くなっています。

災害被災地では、がれきやドロが多量に出るため、撤去作業等の際にケガをしやすい環境となっています。例えば2011年の東日本大震災では、震災に関連した破傷風が計10例報告されました。

また、犬咬傷による発症例や、外傷歴はないが日常的に家庭菜園などで土いじりをしていた発症例なども複数報告されています。

破傷風は意外と身近なところに潜んでいる可能性があるので注意しましょう。

Chapter

3

専門医が教える！
家族を
守るために役立つ
整形外科の新常識

電動キックボードを安全に利用するための注意点とは？

Check

- 電動キックボードは便利だが、外傷リスクの高い乗り物であることを忘れないで
- ヘルメットを装着し、交通ルールを守って利用しよう

電動キックボードは２０１７年に世界に現れ、先進国を中心にシェアリング事業が拡大してきました。

日本においては２０２１年より電動キックボードのシェアリングサービスが開始され、２０２３年７月１日には電動キックボードに関わる改正道路交通法も施行され、運用ルールが大きく変わるとともにシェアが拡大していく傾向にあると考えられます。

電動キックボードが普及すれば、駅やバス停から離れた土地へ

のアクセス向上や、自動車よりもCO_2排出量が大幅に少ないことから環境問題への貢献が期待されます。

しかし、電動キックボードのシェア拡大はメリットだけではなく、小型で速度が出ることや、運転免許不要で使用できることなどから、交通外傷の増加や交通マナーの低下が懸念されます。

海外の文献を見てみると、2019年〜2021年の3年間にフィンランドで起こった電動キックボードによるケガについて調べた研究では、救急病院に搬送された患者のうち、骨折・脱臼例が31・1%あり、負傷部位は頭部、顔部、腕や脚などの四肢に多く、特に肩関節、腕、手などにあたる上肢は重症例が多いと報告されています。また、米国疾病《しっぺい》予防管理センター（CDC）とテキサス州オースティンによる2018年9〜11月における電動キックボード関連の調査では、飲酒運転が29%もいたことなどが指摘されています。

違反行為や歩行者との接触事故が多発し、死亡者なども多く出始めたことを受け、日本より早く電動キックボードのシェアサービスを導入していた国々の中には、規制の強化やサービスの廃止に動いている国や都市も存在します。

このようなことから、我々は電動キックボードとうまくつき合っていくために、交通ルールを熟知しておくことと、機体の特性上ケガをしやすいことを知っておき、対策を練るべきだと考えます。

電動キックボードを運転するうえでの主な交通ルールは、次のようになります。

・16歳未満の運転の禁止（貸すことも×）
・飲酒運転の禁止
・二人乗り禁止
・運転中の通話、スマホ画面を見たりしながらの運転も禁止
・左側の端に寄って通行し、右側を通行しない
・右折をする場合は二段階右折を行う
・「6㎞／h以下モード」を搭載している電動キックボードは歩道や路側帯の走行が可能。また、「普通自転車等及び歩行者等専用」の道路標識などが設置されている歩道は通行できる

・道路標識等によりその通行を禁止されている道路またはその部分を通行しない

電動キックボードには立って乗るため、重心が高くなります。加えて、タイヤの直径が非常に小さいため、大きな段差や路面の凹凸に車輪を取られやすく、バランスを崩して体勢を崩しやすいです。

また、もしも何かに衝突したり、段差や溝にはまってしまったりした場合、前に放り出されてしまう可能性があります。

前述したとおり、電動キックボードによる外傷は頭部にも多いとされているため、ヘルメットは「努力義務」とされていますが、着用を強くおすすめします。また、路面が見にくくなったり、車などからの視認性も下がる夜間の運転は、できれば避けたほういいでしょう。

安全性が確保されない場合、諸外国のように規制強化やサービス廃止などが検討されるかもしれません。

しっかりルールを守り、自分や周りの人間の安全を確保しながら利用するようにしましょう。

バイクを楽しむために危険性もよく知っておこう！

Check

- バイクの致死率はとても高い
- ヘルメットはもちろんのこと、胸腹部のプロテクターもぜひつけてほしい

みなさんはバイクに対して、どのようなイメージをお持ちでしょうか？

日本自動車工業会が公表している二輪車市場動向調査の中にある、バイクの新車購入ユーザーにおける「二輪車や二輪車使用者に対するイメージ」は「人生を楽しんでいる」がトップで、次いで「かっこいい」「趣味性が強い」などが続きます。一方で暴走族などの影響から、「不良」や、「うるさい」などのイメージもあります。整形外科医としては「危ない」をここ

につけ加えておきたいと思います。

例えば、道路の交通に関する統計 交通事故の発生状況「状態別死傷者数の推移」で、自動車と自動二輪車＋原付の死傷者数に対する死者の割合を見てみると、致死率（＝死者数／死傷者数×１００）は０・35％と１・12％となり、自動車よりもバイクのほうがはるかに致死率が高いことがわかります。

電動キックボード（１１４ページ）のところでも触れましたが、バイクが事故に遭うと、生身の人間がバイクから放り出されます。電動キックボードと比べ、バイクの場合はもっとスピードが出ますので、より事故のときの外傷リスクが高くなります。

救急の現場では、身体に大きな衝撃が加わることにより起こる、特に重症度が高くなる可能性が高い受傷パターンをまとめて「高エネルギー外傷」といいます。高エネルギー外傷にはいろいろな条件がありますが、バイクの場合では「転倒したバイクと運転者の距離が大きい」とされていますが、以前はだいたい時速32㎞以上の速度での事故が高エネルギー外傷に当たるとされていまし

（二輪車による事故の致命傷部位）

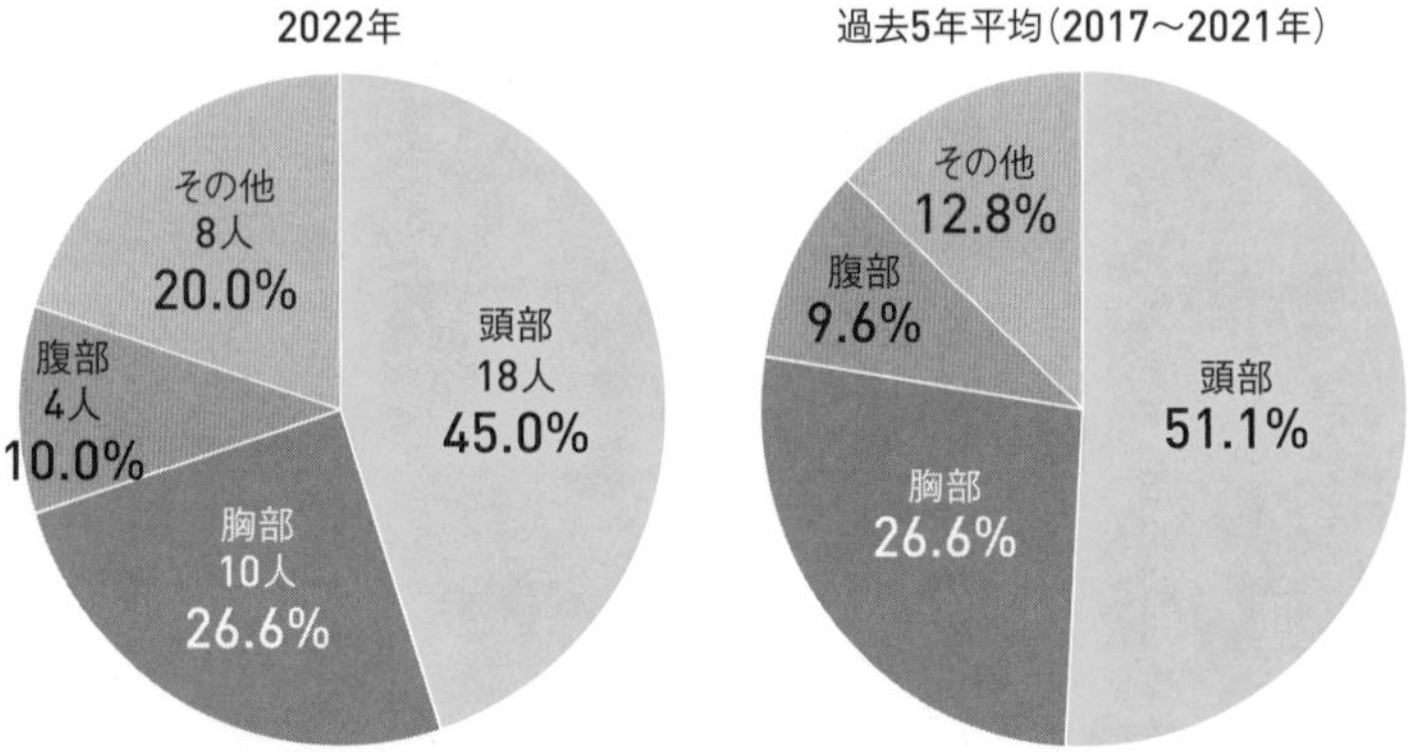

＊出典：警視庁「二輪車の交通死亡事故統計（2022年中）」より

た。50cc超のバイクは法定速度が時速60km と定められているため、時速32km以上の速度で走行することはごく一般的であり、この点でもバイクは重症度の高いケガを負いやすいといえるでしょう。

警察庁の統計によると、バイク事故で被害者が死亡した場合の致命傷となる部位として多いのが、頭部・胸部・腹部の順となっています。

過去5年平均で見ると、頭部は50%を超え、3部位の合計では約90%となるため、バイクに乗る際には、これらの3点をしっかりガードすることが大切になります。

特にヘルメットは、バイク運転時に装着

することが道路交通法で義務づけられています。

ただこの統計の中では、二輪車乗車中の死亡事故の27・5%で事故の際に頭からヘルメットが外れていたと報告されています。事故の衝撃でヘルメットが頭から外れてしまったと考えられるため、ヘルメットをただ装着するだけではなく、外れないようあごひもをしっかり結んでおく必要があると考えます。

また、胸部・腹部が致命傷となる例は全体の40%近くを占めるにもかかわらず、胸腹部のプロテクターの着用は義務ではなく任意となっています。

しかし、胸部や腹部への衝撃が致命傷につながっていることははっきりしているので、身を守るために着用する必要性は高いでしょう。

バイクの魅力をしっかり楽しむためにも、ケガなどを防ぐことは大切です。安全運転はもちろん、身を守る装備もしっかり装着し、ツーリングを楽しむようにしましょう。

強い衝撃で突然死？

Check

- 致死的な不整脈を引き起こす心臓震盪《しんぞうしんとう》は、心臓病のない元気な子どもにも起こりうる
- 心臓震盪が起きたら、ただちにAEDによる早期除細動が必要

突然死と聞くと、高齢の方のことと想像される人も多いと思いますが、実は若者でもスポーツ中などに心臓突然死が起こることがあります。

2023年5月、福岡県立太宰府高校の野球部員の男子生徒が、他校との練習試合中に、ピッチャーライナーを胸に受け、亡くなってしまうという痛ましい事故が起きました。

この例に限らず、若年者に人気のスポーツの現場では、しばしば「ボールや接触プレーなどで前胸

部を強打することが原因で突然死してしまう」という事故が起こります。

これが心臓震盪という現象です。

心臓震盪の症例の中で心電図が記録できた症例を見ると、心室細動《しんしつさいどう》が高率に観察されることがわかっています。

心臓の「心室」という場所は、血液を全身に送り出しているところです。心室細動になってしまうと、ポンプとしての機能を果たすことができなくなり、脳やその他の重要臓器に血液を供給できず心停止状態となります。

この心臓震盪は、もともと心臓に既往《きおう》がない元気な子どもにも起こりえます。子どもに多い理由は、心臓や肺などを取り囲む骨格である胸郭がまだ発達途中で柔らかく、心臓に与える衝撃の影響が大きいからといわれています。

左心室の直上に衝撃が当たると、心臓震盪が起こりやすいと考えられています。

ほかにも起こりやすいといわれている条件はいくつかあり、条件が揃えば誰にでも心臓震盪が起こりうるといってもいいでしょう。

では、心臓震盪が起こってしまった可能性がある場合、周りの人間はどうすればよいのでしょうか？

ただちに救急車を呼び、ＡＥＤの手配を頼み、心肺蘇生法を開始してください。

心室細動をきたした場合に有効である治療法は、電気的除細動を含むバイスタンダーＣＰＲです。バイスタンダーＣＰＲというのは「bystander」、すなわち現場に居合わせたものが心肺蘇生法を実施する、ということになります。

救急車の現場到着所要時間は全国平均約8〜9分程度であり、ＣＰＲを行わないと救命率は1分間に7〜10％ずつ低下していくといわれています。

いざというときのために手順をしっかり覚えておくことによって、もしかすると救われる命があるかもしれません。

（心配蘇生法の手順）

1

正常な呼吸がない場合、ただちに胸骨圧迫（心臓マッサージ）を行う。強く！ 速く！　絶え間なく！

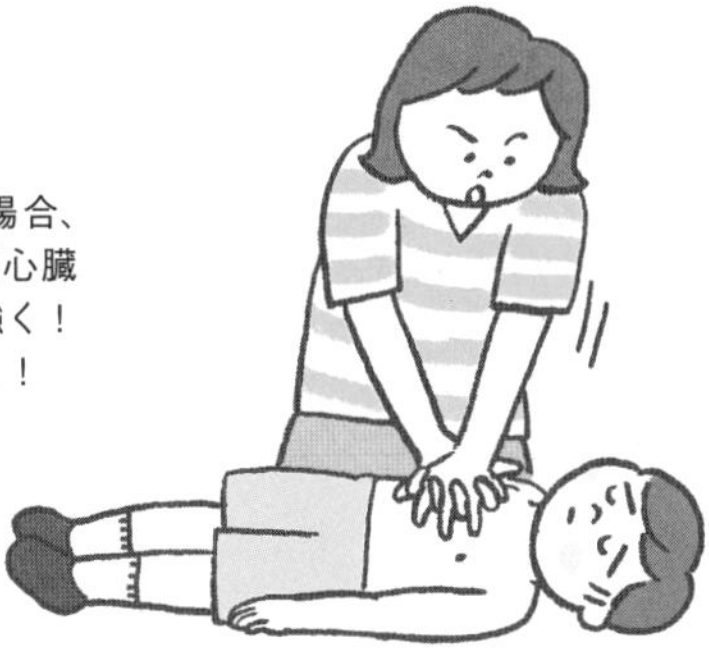

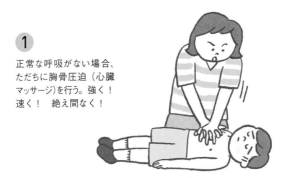

2

人工呼吸ができる場合は、片手で傷病者の額を抑え、もう一方の手であごを持ち上げ、まず気道を確保

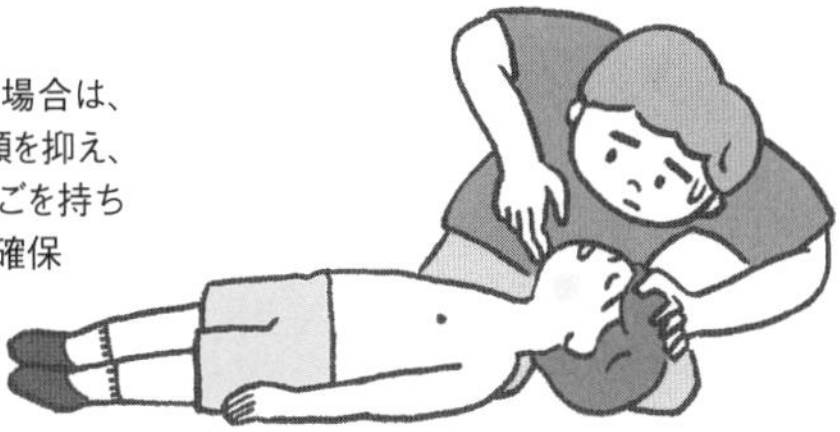

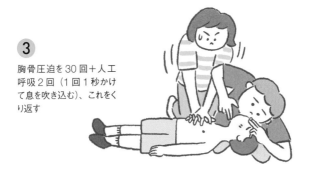

3

胸骨圧迫を30回＋人工呼吸2回（1回1秒かけて息を吹き込む）、これをくり返す

骨折したとき運転していいの？

Check

- 骨折しているときの運転は基本的にアウト
- 過労運転をさせた管理者も処罰の対象

外来で骨折の治療を始めた方から、「運転していいですよね？」と質問される経験は、おそらく整形外科医なら必ずあるといっても過言ではないと思います。少なくとも僕は「運転しないでください」以外に答えることはありません。

生活や仕事をするうえで車の利用が必須というのは、筆者もそうなので気持ちはすごくよくわかりますが、そもそも道路交通法第六十六条には「何人も、（中略）過労、病気、薬物の影響その他の理由により、正常な運転ができないおそれがある状態で車両等を運転してはならない」と記載があります。

なおこの法律は、おそらくみなさんが思っているよりもかなり重い処罰になっています。病気のときに事故を起こしてしまった場合、違反点数は25点、これだけで免許取り消しになります。罰則は3年以下の懲役、または50万円以下の罰金、行政処分は免許取り消しがつきます。違反点数35点の酒酔い運転、麻薬等運転、妨害運転（著しい交通の危険）に次ぐほどの厳罰で、無免許運転、酒気帯び運転（呼気1ℓ中アルコール量0・25㎎以上）、妨害運転（交通の危険の恐れ）などと同レベルの違反点数であることからも、罪の重さが際立つかと思います。

また、「仕事なので仕方ない」という方もたまにいるのですが、刑事責任を追及されるのは運転者本人だけではなく、その運転を命じた統括運行管理責任者も処分の対象となります。

もしも事故が起こり、誰かの命が失われてしまってからでは取り返しがつきません。治療中の運転は絶対やめておきましょう。

骨粗鬆症は高齢者だけの病気じゃない

Check

- 骨粗鬆症《こつそしょうしょう》になっている可能性がある人は、実は非常に多い
- 若いうちからしっかりした骨を育てておくことがとても大切

骨粗鬆症は、骨の強度が低下し骨折しやすくなる病気です。

この病気になると、特に痛みなどの自覚症状はないのですが、全身の骨がもろくなり、転倒や尻もちなどのちょっとした衝撃でも簡単に骨が折れてしまう可能性が高くなります。また、骨折を契機に活動度が下がったり、あるいは要支援・要介護の状態へと移行してしまうケースが少なくないことはご存じの方も多いでしょう。

骨粗鬆症の年代別有病率を2005年の年齢別人口構成に当ては

めると、日本における骨粗鬆症患者数を推定することができます。腰椎《ようつい》か大腿《だいたい》骨頸部《こつけいぶ》のどちらかで骨粗鬆症と判断されたものを「骨粗鬆症アリ」とすると、その患者数は１２８０万人と推定されます。内訳を見ると、男性３００万人、女性９８０万人と女性のほうが圧倒的に多いことがわかり、60歳代の女性の５人に１人、70歳代の女性の３人に１人、80歳代の女性の２人に１人が骨粗鬆症であるともいわれています。

骨はリモデリングと呼ばれる新陳代謝をくり返しています。破骨細胞が古くなった骨を壊し、骨芽細胞が新しい骨を作っていますが、骨吸収が上回った状態が続くと骨量が減少してしまいます。女性の場合、40歳代に入ると卵巣機能が衰え始めて骨量が減少し始め、女性ホルモンのエストロゲン分泌《ぶんぴつ》が急激に低下する閉経前後の50歳ごろから、急激な骨量の減少をきたします。このため、特に閉経以降、骨粗鬆症になる方が急増することになります。

ここまでの説明を読んだ人たちの中には、「自分とはまだ関係ないものだな！」と感じた方が多いかもしれません。

（骨量の年齢変化の推移）

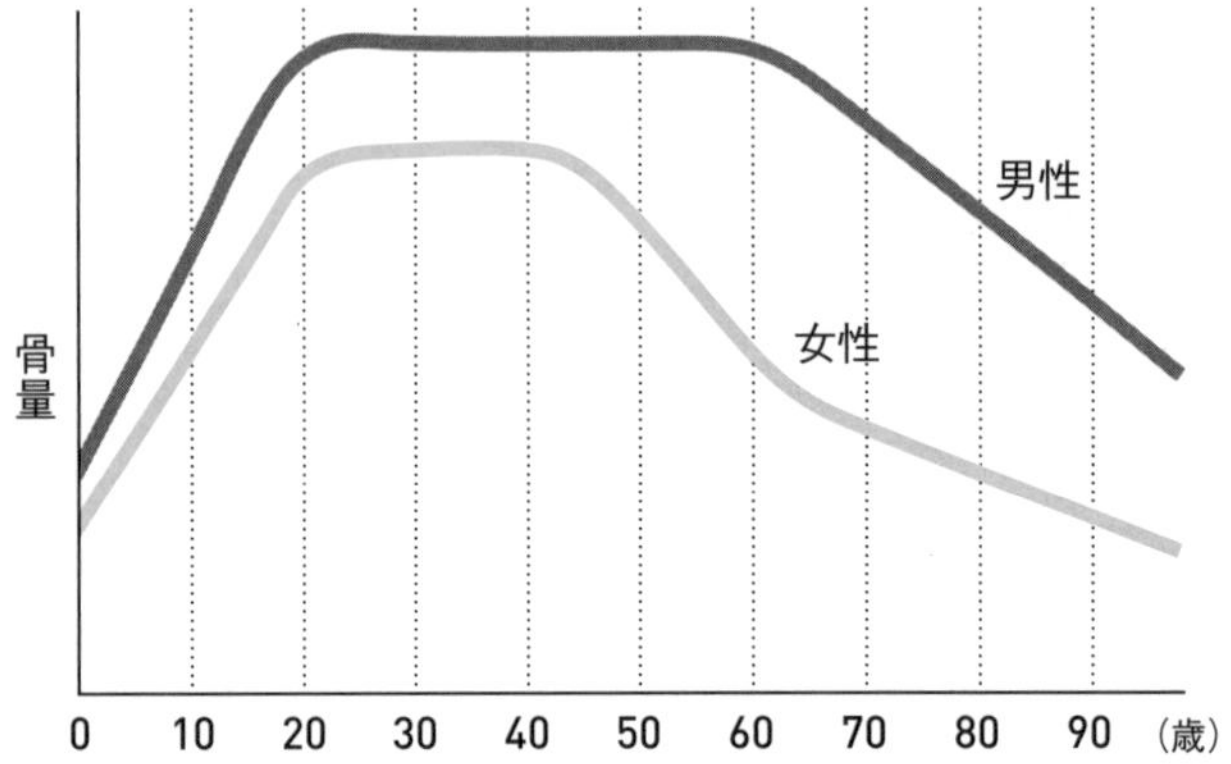

しかし、実は骨粗鬆症は若い人にとっても決して無縁の病気でありません。

一生のうちで骨量が増えていくのは、身体が作られていく成長期の間だけだと考えられており、骨量は20歳ころまでに最大骨量に達します。

この骨量は、40歳くらいまではキープされていきますが、前述したとおり、その後は次第に減少していきます。

特に女性の場合、閉経後に骨量が大きく減っていきますので、将来骨粗鬆症にならないためにも、骨量を増やせる成長期に、できるだけしっかりとした骨を作っておくことをおすすめしたいです。

骨密度は1〜4歳と12〜17歳の2つの時期に上昇し、思春期にスパートが見られると報告されています。特に、高い最大骨量を獲得するために最も効果的な指導開始時期は、少なくとも18歳以前にあることが判明しています。

若いころからしっかりと骨を作るためには、栄養素の摂取や、骨に体重などの力がかかる運動をすることが重要であるとされており、また、BMI*や中学・高校時代に部活などで運動習慣があったかなどの影響も注目されています。

そのため若い女性の場合、無理なダイエットが深刻な影響を及ぼしてしまうことや、激しいトレーニングを続けている女性アスリートなどの場合も、エネルギー不足や無月経などと並び、骨粗鬆症が〝女性アスリートの三主徴《さんしゅちょう》〟と呼ばれ、問題視されています。

骨粗鬆症は骨折の最大の危険因子といわれており、特に骨粗鬆症患者によく見られる「大腿骨近位部骨折」などは、受傷してしまうと移動能力や生活機能を低下させることはご存じでしょう。

また驚くことに、大腿骨頸部骨折では1年以内の死亡率は約10％といわれて

＊BMI：ボディマス指数。身長と体重から算出される肥満度を表す体格指数のこと

おり、5年以上の生存率は50%を下回るという文献もあります。

元気に老後を過ごすことができるか、長生きすることができるかどうかは、若いころの生活が少なからず影響してきます。

健康はお金では買えませんので、若いうちからある程度自分の将来的な健康について考えて行動してみるのもよいかもしれません。

Chapter

4

今さら聞けない
整形外科の
常識と疑問

首の骨を鳴らす手技「#ほね音」「#首ポキ」は、実は危険？

Check

- 整体などの首をポキポキ鳴らす施術は危ないから気をつけて
- 首ポキポキで不調が出たら、すぐ整形外科に！

整体やカイロプラクティックなどの治療院で、施術者が利用者の頭や首などに手をかけて、首をポキポキ鳴らす施術があります。「ああ、テレビやSNSで見たことがある！」という方も多いかもしれません。「あれってどうなの？」「（整形外科的に）大丈夫？」という相談は、しばしば外来でも遭遇します。

首を動かしたときにポキッと音が鳴る経験をしたり、さらには音が鳴ったあとに首の違和感などが改善したように感じたりしたことがある方は、意外と少なくないのではないでしょうか。これを「徒手的に再現して調子を整えよう」という発想から、整体やカイロプラクティックなどではしばしば手技として行われています。しかし中には、頸椎《けいつい》に対して急激な回転伸展操作を加える施術を行っているところもあります。

この手技はスラスト法と呼ばれ、海外発祥のカイロプラクティックにおける施術法になります。実はこのスラスト法については、2014年に米国心臓協会と米国脳卒中学会が「スラスト法が脳卒中を引き起こす可能性がある」との声明を、米医学誌「Stroke」に掲載しています。

また日本でも、1991年に厚生労働省が「頸椎に対する急激な回転伸展操作を加えるスラスト法は、患者の身体に損傷を加える危険が大きいため、こうした危険の高い行為は禁止する必要がある」との通達を出しています。

では、スラスト法はなぜ危険とされているのでしょうか？

前述した米医学誌に掲載された学会の声明では、「椎骨動脈解離《かいり》」が起こる可能性があると指摘されています。

椎骨動脈は私たちの脳に栄養を送るための血管の一つです。動脈はホースのような一層構造の管ではなく、内膜・中膜・外膜の三層構造になっています。このうちいちばん内側の内膜に傷がつき、内膜と中膜の間に血液が流れ込み、血管が裂けていく現象が動脈解離と呼ばれ、特に椎骨動脈に起こりやすいといわれています。

椎骨動脈解離が起こると、激しい頭痛が起こったり、狭窄《きょうさく》が強くなると一過性の脳虚血発作や、脳梗塞《のうこうそく》などを引き起こしたりする恐れがあります。また、動脈が完全に破けてしまうと、くも膜下出血などを起こし、致命的になる可能性まであります。椎骨動脈解離はスラスト法のような手技だけでなく、スポーツや交通事故、突然の動作、激しい咳などで首に瞬間的に強い負荷がかかった場合もリスクとなり得ます。

もちろん、スラスト法を施術された人間が全員、椎骨動脈解離を発症するわけではありませんが、そのようなリスクが少なからずあるということは、施術する側も、される側も知っておいたほうがいいでしょう。

（椎骨動脈の走行図）

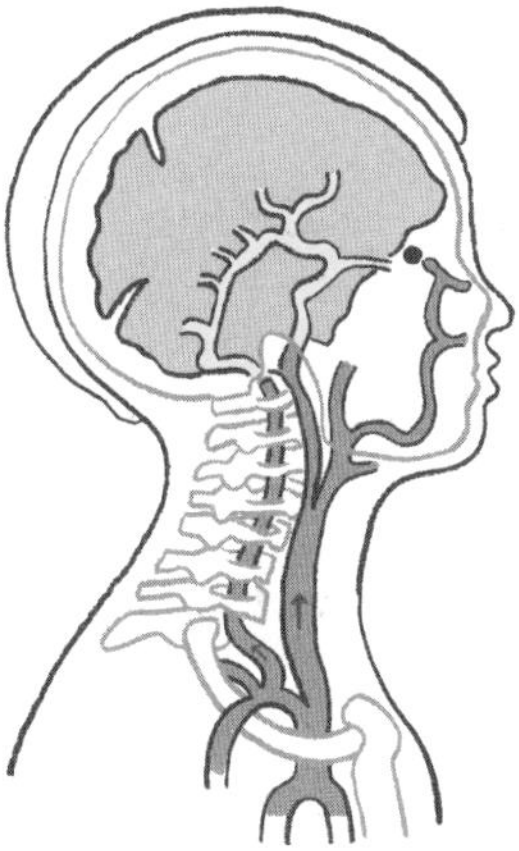
椎骨動脈は、頚椎
のわきを走行し、脳
に血液を送っている

もしこのような施術を受けたあとから強い頚部痛が出現したり、嘔吐《おうと》やめまい、麻痺などの症状が出てきたりした場合は、ただちに病院を受診してください。

ちなみに、「なぜ関節がポキポキ鳴るのか」ということについては、もともと有力とされる説が二つありました。一つは関節内の空気が弾けたり、移動したりして音が出るというもの。もう一つは、関節を引っ張ったり曲げたりした際に関節が陰圧《いんあつ》（外よりも気圧が低い状態）になり、そこに関節液が気化し、音がするというものです。MRIによる動画などでの検証の結果、現在は後者が有力であるとされています。

腰痛にマッサージは効果があるのか？

Check

- 腰痛は最も多い症状
- マッサージは慢性腰痛や亜急性腰痛に対して、一時的な疼痛改善効果あり
- マッサージで機能改善効果は期待できない

みなさんは腰痛を感じたことがありますか？　人口千人当たりに対する病気やケガで自覚症状のある人の割合を有訴者率といいますが、厚生労働省が毎年公開している「国民生活基礎調査」の結果を見てみると、この有訴者率が一番高かった自覚症状は、男女とも腰痛という結果でした。非常にポピュラーな症状であるため、筆者の外来にも多くの患者が受診してきますし、ネットやソーシャルメディア上にも、腰痛解消のための情報が正誤はさておき、大量に

流れています。外来でよく聞かれる質問の中のうちの一つに、「マッサージは効果あるか？」「マッサージに行ってもよいか？」というものがあります。

実際、筆者も好きでたまに行くのですが、果たして腰痛に対して、マッサージは効果があるのでしょうか？

本題に入る前に、まず腰痛を症状が出ている期間から三つに分類しておきます。発症からの期間が4週間未満の場合を急性腰痛、4週間以上3カ月未満の場合を亜急性腰痛、3カ月以上続く場合を慢性腰痛とします。

まず、手っ取り早くコクランライブラリーで、腰痛とマッサージついて見てみましょう。

コクランは英国に本部を置く国際的なネットワークで、医療領域で重要な研究のシステマティックレビューを作成しています。

こちらのレビューでは、「マッサージが腰痛に対して効果的な治療であるという確証はほとんどないとされ、急性、亜急性および慢性の腰痛は短期間の疼《とう》痛《つう》改善を示すのみで、亜急性および慢性の腰痛患者でも短期の機能改善が見られるに過ぎない」ということになっています。

これまでのデータを総合的に分析した研究によると、マッサージは慢性腰痛の症状をある程度楽にすることには役に立つものの、しびれや麻痺、歩行障害といった機能面での障害の改善効果は期待できないと報告されています。

最後に、マッサージは亜急性および慢性の腰痛症状に対して一時的な軽減効果があるとして、運動指導やリハビリなどと組み合わせれば、症状の軽減に役立てることができるとされています。

すごくざっくりまとめると、マッサージによって短期間ならば腰痛が軽くなる可能性はあるのですが、ただしそれによって、腰の動きがよくなったり、薬を使う量が減ったり、仕事を休む期間が短くなったり、金銭的なメリットがあったりなど、劇的な改善効果はあまり期待しないほうがいいということになります。

一方で、マッサージによって症状がひどく悪化するような事例はあまりなかったものの、痛みが逆にひどくなってしまう場合は1・5〜25%程度あったともされています。

筆者も、わりとマッサージにはよく行くほうだと思いますが、まさに同じような実感を持っています。

ただし外来をやっていると、マッサージを受けたあとに痛みが強くなり、検査をすると肋骨や腰椎に骨折が見つかった……ということがたまにあります。国民生活センターにも「マッサージを受けたところ腰や脚に痛みが出て歩行困難になった。整形外科を受診したところ腰部《ようぶ》脊柱管狭窄症《せきちゅうかんきょうさくしょう》と診断された」などの事例報告がたくさんあります。筆者はもっと重篤《じゅうとく》で人生に影響するような内容のケースも経験しています。

そのため、腰痛が出ているときはマッサージに行くのではなく、まず整形外科を受診することをおすすめします。

マッサージを受けたい場合は、ぜひ主治医に危険性などがないかどうか確認したうえで行くほうが安心でしょう。

整形外科もマッサージも、上手に利用することが大切です。

今さら聞けない！整体と接骨院の違いとは？

Check

- 接骨院では外傷によるねんざや打撲に対する施術が受けられるが、慢性疾患は扱えない
- 整体ではマッサージやリラクゼーションが受けられる

整体や整骨院などはどこがどう違うのかという質問は、X（旧Twitter）では頻繁に受ける質問で、また整形外科と混同してしまっている方も少なくありません。

今回は整体や接骨院、整形外科を比べて違いをはっきりとわかるようにしてみましょう。

●整体

整体に関しては国家資格はなく、業務に関連するような民間資格がいくつか存在するのみです。

整体師として働くために必須となる資格もなく、無資格・未経験か

らでも始められる間口の広い職種といえます（たまに理学療法士などの国家資格をお持ちの方が開業されている場合もあります）。

整体では、主に手技によって筋肉のこりや疲労を改善させ、身体全体のバランスを整えようとする施術が行われます。整体では医学的な対応できません。施術の対象となるのは、慢性的な肩こりや腰痛が基本となります。

また、整体院やカイロプラクティックでは、すべての施術が保険適用外であるため、全額自己負担となります。

●**接骨院（もしくはほねつぎ）**

国家資格である柔道整復師のみに開業が認められています。柔道整復師の国家資格は柔道整復師を養成する大学または専門学校（最短3年間）を修了し、国家試験に合格することで取得できます。

整骨院という呼び方をされることもありましたが、現在では整骨院の名称を禁止し、「接骨院（またはほねつぎ）」のみを認める厚生労働省案が検討されています。

接骨院・整骨院・整体院・カイロプラクティック院・整形外科の違いとは？

	接骨院・整骨院	整体院・カイロプラクティック院	整形外科
保険適用	一部あり	なし	あり（一部自費診療）
主な施術者	柔道整復師（国家資格）	整体師／セラピスト（民間資格または無資格）	医師（国家資格）

接骨院では、外傷によるねんざや打撲に対する施術、骨折・脱臼の応急処置を行います。変形性関節症や五十肩のような慢性疾患を扱うことはできません。

骨折、脱臼、打撲、ねんざといった急性外傷の処置には、健康保険が適用されます。骨折、脱臼については、柔道整復師法第十七条において、施術に対して医師の診察に基づく同意が必要とされています（応急処置は除く）。

●整形外科

国家資格である医師が診察にあたります。医学部で6年間学び、国家試験に合格したのちに初期研修を2年間行い、整形外科医になることができます。

整形外科専門医を所持するためには、そこから最低4年間は認定研修施設で働き、必須14分野の研修受講、学会発表、論文発表をこなしたのちに専門医試験に合格する必要があります。

整形外科では、骨・関節・筋肉や腱・首から下の神経（末梢神経）・脊椎《せきつい》脊髄《せきずい》などの広い範囲が対象で、診察による理学所見とX線やエコー、CT、MRI等の検査をもとに診断し、症状や病態にあわせて投薬、注射、手術、リハビリテーション等で治療します。

診断行為や多くの治療、診断書の発行などは、医師しか行うことができません。基本的には保険が適用できますが、一部自費診療の治療もあります。

このように整体・接骨院・整形外科では、扱える症状・病気が大きく異なります。このことを踏まえたうえで、自分に今必要なものは何なのかを考えてみてください。

コルセットは腰痛に対して万能？

Check

- コルセットは目的に応じて、正しく装着する必要がある
- 骨折や術後の場合は装着が必須なので、医師の指示に従おう

腰痛を感じたときにはコルセットと考える人は多いのではないでしょうか？　実際、整形外科でもコルセットを処方する機会はしばしばありますし、さまざまな効果があるとされています。

まず、コクランレビューを見てみると、治療において、４つの研究（１１７０人）では、急性または慢性の腰痛患者でコルセットを使用した患者と治療を受けなかった患者の間に、短期的な痛みの軽減や全体的な改善にほとんど差がなかったとされています。この結

果を聞いて、予想外の結果だと思った方も少なくないとは思いますが、今紹介したものはあくまで「治療に対して」の話になります。つまり「コルセットを巻くことによって腰痛が早く治ったりすることはない」という話であって、「コルセットを巻いたときに痛みがやわらぐ」というのはまた別の話になります。

一般的な腰痛などでコルセットを使用する場合、目的はいくつかあります。まず一つは、コルセットを巻くことで腹圧を高め、それにより脊椎の安定化を目指すというものです。コルセットが脊柱起立筋などの筋肉を補う働きをしてくれるので、巻くと負荷が減り、楽になるのです。

次に、コルセットをすると腰部の動き自体も抑えることができます。特に前後の動きで痛むような腰痛の場合、少し動くだけで痛みが誘発されてしまうことがしばしばあります。コルセットが前後の動きを抑えてくれることにより、痛みの誘発も抑えてくれる効果が期待できます。実際にギックリ腰などで強い痛みが出たときに、コルセットに助けられた方もいるのではないでしょうか。

コルセットをしていることで「また痛みが出るのではないか」といったような

不安感を抑える効果や、腰周りの保温効果もあるかもしれません。

一方、コルセットにはデメリットもあります。まず、長期間つけていることにより、体幹の筋肉が衰えてしまう可能性があります。長期間の安静が筋力を落としてしまうことは事実で、「廃用《はいよう》」と呼ばれます。このようなことが起こってしまうと、衰えた筋肉で身体を支えなければいけなくなり、腰のだるさや痛みにつながることがあります。

また、外来でときどき「腰痛予防のためにコルセット巻いています」という患者さんがいますが、整形外科的には腰痛に対する直接的な予防効果はないとされているので注意が必要です。これらのことから、腰痛に対してコルセットは目的を考えたうえで使用するべきと考えられますが、とりあえず巻けばいいというものでもなく、正しい着用法が求められます。

①適切なサイズのコルセットを選ぶ
②横についている補助ベルトを外し、上下を確認したあと腰に当てる
③肌着の上から腸骨に少しかぶるくらいの高さで、中心がずれないように巻く

コルセットの正しい装着法

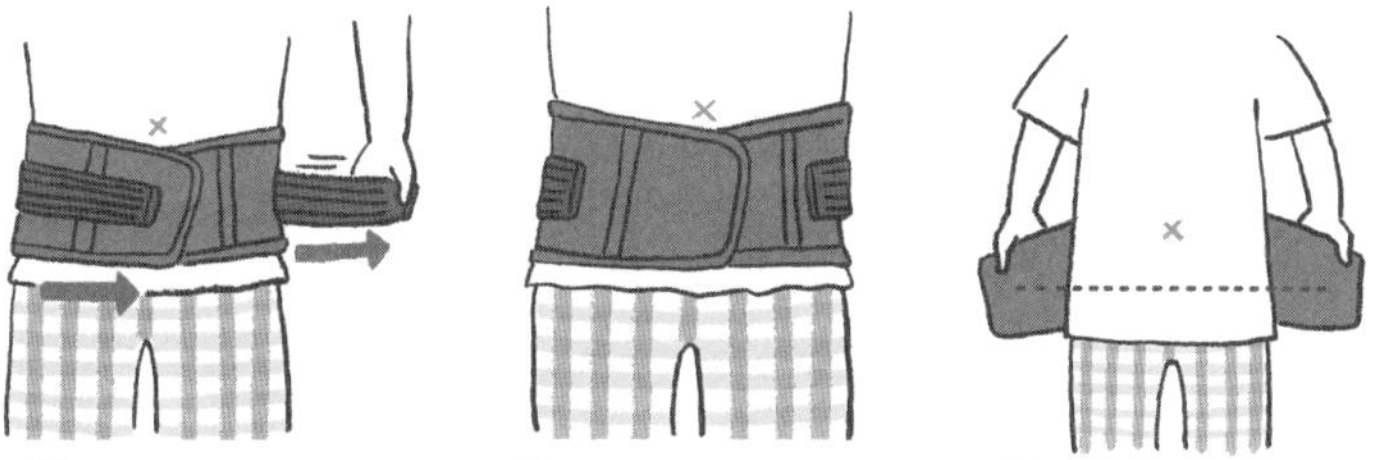

1 横の補助ベルトを外し、上下確認ののち、腰に当てる

2 腸骨に少しかぶるくらいの高さで、中心がずれないように巻く

3 補助ベルトを伸ばしながら留めて、締まり加減を調節

④補助ベルトを伸ばしながら留めて、締まり加減を調節する

外来ではコルセットが上すぎるケースや、緩すぎる、真ん中がずれているなどのケースに頻繁に遭遇します。適切なサイズや付け方がわからない場合は、整形外科で相談してみるとよいでしょう。整形外科で適切なコルセットを処方することも可能です。なお今回は特に明らかな原因のない腰痛に対するコルセットについてお話をしましたが、側弯症の治療や、骨折、術後の治療などではコルセットは必須となり、厳格にルールが定められます。必ず担当医の指示に従い、治療を進めるようにしましょう。

ひざの水を抜くとクセになる？

Check

- ひざの水の正体は関節液。炎症が起こっているために関節液が余分につくられている
- ひざの水を抜いてもクセにはならない
- 原因に対する治療がなされなければ、ひざの水はまた溜まる

外来でひざ関節痛がある患者さんからよく聞かれるのが、「ひざの水を抜くとクセになりますか？」という質問です。結論からいえば、「クセにはなりません」。

ひざに溜まっている水は、医学的には「関節液」という液体になります。ひざ関節は関節包という袋状の膜で包まれています。この関節包の内側に、滑膜という組織があり、滑膜から分泌《ぶんぴつ》されているのが関節液なのです。

関節液の役割は主に2つあります。

ひざの水（関節液）の循環図

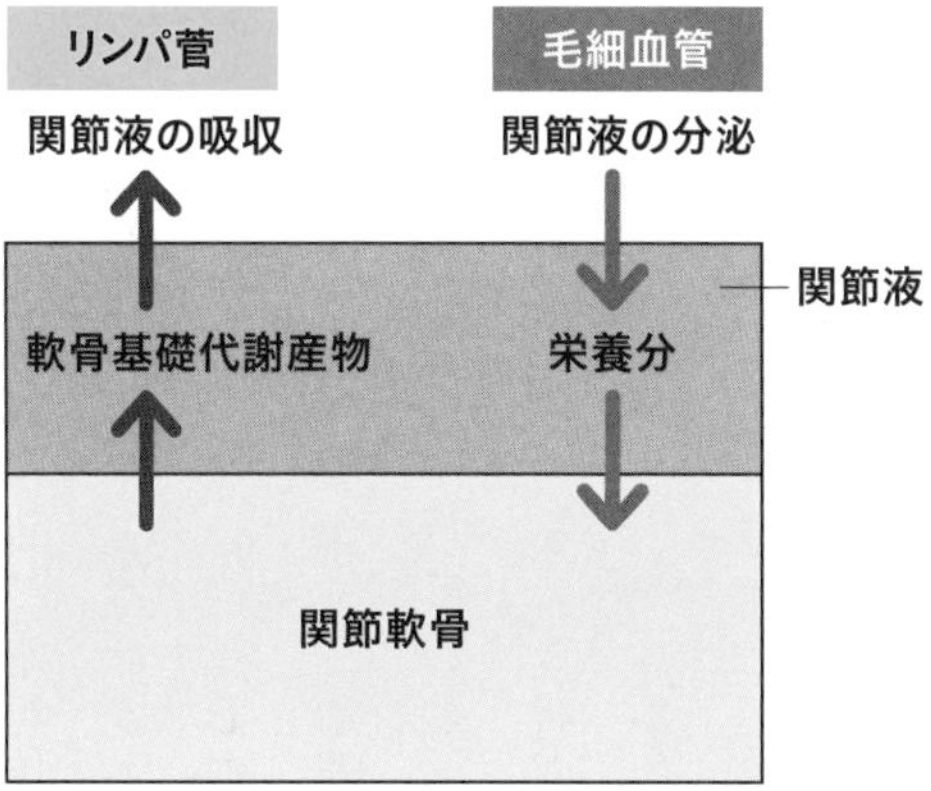

毛細血管から分泌された関節液は関節軟骨に栄養分を供給。一方、関節軟骨が関節液に排出した老廃物はリンパ管へと吸収され、通常、関節液の量は一定に保たれる

1つは、軟骨同士がスムーズに動くための潤滑油の役割、もう1つが、関節軟骨などに栄養を与える役割です。健康なひざでは滑膜から分泌された関節液は役割を果たしたあと吸収されるため、関節包の中の関節液は一定量に保たれています。

ところが、なんらかの原因によって、滑膜に炎症が起こると、滑膜が通常量以上の関節液を分泌するようになり、関節液の吸収が追いつかなくなり、ひざに水が溜まってくることになります。

ひざに水が溜まってしまう病気は数多く存在します。中高年以降の方の場合、ひざに水が溜まる原因として多いのが、変形性膝関節症です。変形性膝関節症を発症し、軟骨などの組織がすり減ると、そのかけらが滑膜を刺激し、滑膜に炎症が起こります。ほかに半月板や靭帯《じんたい》の損傷や、軟骨の外傷、関節リウマチなどによっても、同様に滑膜の炎症が起こることがあります。

つまり、注射によって水を抜くとクセになるから水が溜まってくるわけではなく、関節内の炎症が治まっていないため、針を刺して水を抜いても水がまた溜まってくることになるのです。そのため、最優先に考えるべきは、炎症を引き起こしている原因疾患を治療することになります。

なお、ひざに水が溜まると、特にひざのお皿の上のあたりが腫《は》れている気がする……と気づいて来院される方が多い印象です。そのほかに、「ひざがだるいような違和感がある」「ひざが突っ張るような感じがある」「ひざの曲げ伸ばしがやりにくく感じる」といった自覚症状を感じる方が多いでしょう。

過剰にひざに水が溜まってしまった場合、関節内の内圧が高まり、痛みが出てくることがあります。

また、ひざに水が溜まって腫れた状態が続けば、日常生活にも支障が出てくる可能性があります。痛みや可動域制限が気になり歩行量が減ってしまったりすると、下肢の筋力も徐々に低下し、ひざ関節によけいな負担がかかるようになります。それが、さらに炎症を長引かせることにつながってしまう恐れもあります。

では、このようにひざに水が溜まってしまった場合、どのように対処すればよいのでしょうか。

痛みが強く出たり、曲げられないほどひざに水が溜まってしまっている場合には、早めに水を抜いてあげることがすすめられます。水を抜くだけでこれらの症状がしばらく改善することが多いでしょう。

前述したとおり、ひざに水が溜まる病気はたくさんあるので、原因を調べ、治療を進めていく必要があります。

ひざに水が溜まったかな？　と思うようでしたら、まずは整形外科を受診してみましょう。

骨折は痛みがひいたら、もう治っているの？

Check

- 骨折後痛みが治まっても、骨の修復は続いている
- 完治までは時間がかかるので、無理しないことが大切
- 骨折が治っても骨が強くなるということはない

骨折をすると、ほとんどの場合めちゃくちゃ痛みます。

当たり前ではあるのですが、なぜ骨折すると痛いのでしょうか？

骨は外層には皮質骨、内層には海綿骨という骨から構成されており、皮質骨の外側には骨膜という膜があります。骨膜には血管や神経が通っており、骨折した際に骨膜も損傷されて痛みを感じます。

また、骨の周囲に存在する組織も同時に損傷したり、骨折部や周囲からの出血で患部が腫れてしまうことでも痛みが発生します。

骨折部がグラグラと安定していないときは、動きに伴って骨膜や周辺の組織が刺激され、痛みを感じてしまいます。ギプスや手術で患部が固定されると、患部が動かなくなり骨膜や周辺組織が刺激されなくなるため、骨折自体の痛みがやわらぎます。

ではギプスなどによる固定を外したあとに痛みがなければ、骨折は治っていると判断してよいのでしょうか？

骨折が治っていく過程は、およそ3つの段階に分けられます。炎症期・修復期・リモデリング期です。

●炎症期　骨折直後～数日

①骨折をしたとき、組織の損傷が起こり出血し、血腫《けっしゅ》を形成する

②壊死《えし》組織から炎症性サイトカインや増殖因子が放出され、血腫内にマクロファージや好中球、線維芽細胞が浸潤する

●修復期　数週間

③壊死組織が吸収され、毛細血管の新生により血腫内に肉芽組織が形成される

④分化した軟骨芽細胞が軟骨内骨化を起こしたり、骨芽細胞が膜性骨化を起こしたりすることにより、仮骨が形成され骨折部が安定し始める

●リモデリング期　数カ月～数年

⑤仮骨は骨吸収と骨形成をくり返しながら皮質骨と海面骨の構造を整え、しだいに減少しつつ骨強度が上昇し、ほかの部分と同様の解剖学的構造へ近づいていく

つまり修復期に入り、徐々に仮骨が形成され骨折部が安定し始めると、ぐらつきがなくなって痛みを感じなくなっていくこととなります。

しかし、あくまでも骨折の修復プロセスとしてはまだまだ途中であり、治ったというには程遠いといわざるをえません。そのため、この時期に無理に重いものを持ったり、スポーツをしたり、また転んだりすれば、再び折れてしまい振り出しに戻ることもありえます。

では、どれくらいで治るのか？　心配なくスポーツなどができるようになるのか？　ということが気になると思うのですが、骨の修復にかかる時間は年齢

や骨折部位によりばらついているため、断言はできません。

スポーツや負担のかかると思われる動作や作業の開始時期については、整形外科ではX線などで骨折部位の修復を評価しつつ、患者の活動度に合わせて許可をしていきます。もし気になる場合は担当医と相談したうえで再開時期を決定するといいでしょう。

なお、「骨折したあとは骨が強くなる」といわれることがありますが、これはまったくのデマで、医学的には強くなることはありません。

仮骨ができることにより、一時的に折れた部分が太く見えることがあります。おそらくその太くなった状態から、このような話が出始めたのでしょう。

しかし、この太くなった状態というのは、仮骨が形成されたことにより一時的に骨が太くなったように見えているだけにすぎず、前述したとおり、時間の経過とともに変化し、太くなったように見えた部分も元の構造へと戻っていきます。

ありえない！「診断名：坐骨神経痛」

Check

- よく耳にする坐骨神経痛《ざこつしんけいつう》、これは実は病名ではありません。
- 坐骨神経痛を引き起こす原因を突き止め、その治療を開始することが基本

坐骨神経痛という言葉は、みなさんもよく耳にしていると思います。

外来などでも患者側から耳にすることも多い単語のうちの一つですが、たまに「以前、坐骨神経痛といわれました」とか、「坐骨神経痛でしょうか？」などと聞かれたりすることがあります。

パッと聞くと普通のやりとりに聞こえるかもしれませんが、整形外科医としては違和感しかない会話になります。

なぜなら、坐骨神経痛は病気の

坐骨神経痛という病気はありません

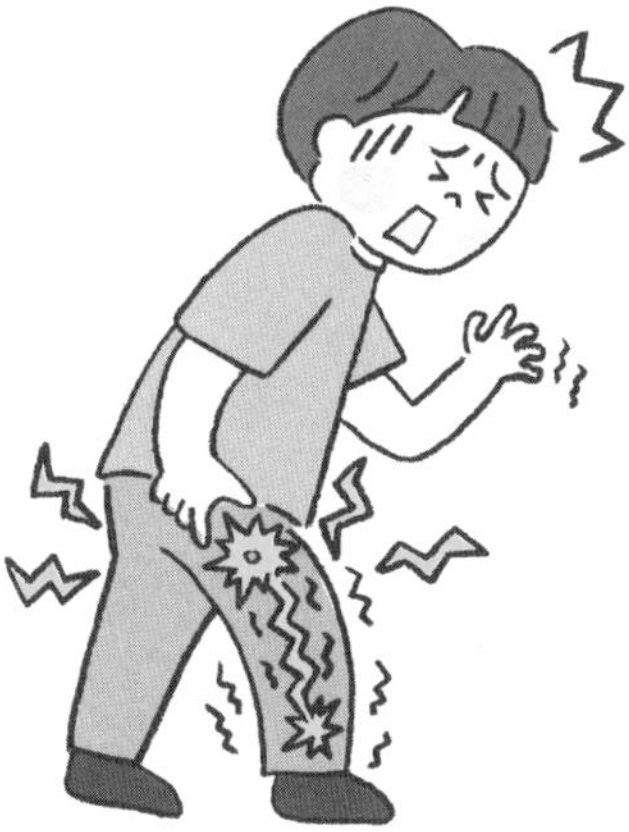

腰椎椎間板ヘルニア、腰部脊柱管狭窄症、腰椎分離すべり症、脊髄腫瘍等、さまざまの病気が坐骨神経痛を引き起こす

名前ではないからです。

そもそも坐骨神経とは、腰椎などから分かれて出てきた神経根が集まってできている身体の中でも最も太い神経で、ひざ上あたりからいくつかの枝に分かれながら足先まで分布します。この坐骨神経がなんらかの原因によって障害されると、坐骨神経が支配しているお尻や下肢の外側、後面に痛みやしびれなどの症状が現れます。

障害の程度によっては、激烈な痛みが出現したり、痛みだけではなく麻痺なども起こり、歩行が困難になったりすることもあります。

つまり、あくまで坐骨神経痛は症状の名

前であり、診断名ではないのです。咳が出たらその原因となる病気を検査で調べるのと同じで、坐骨神経痛が出たらその原因となる病気を検査で調べる必要があります。

代表的ものを挙げれば、次のような疾患が坐骨神経痛を引き起こします。

●腰椎椎間板ヘルニア

腰椎の骨と骨との間にありクッションの役割をしている椎間板《ついかんばん》が飛び出し、神経を圧迫する病気

●腰部脊柱管狭窄症

腰椎の加齢性変化などが原因で、脊柱管や椎間孔と呼ばれる神経の通り道が狭くなってしまい、神経を圧迫する病気

●腰椎分離すべり症

腰椎の後方の一部分が疲労骨折などにより分離してしまい、経過とともに分離したところが前方にずれることにより神経を圧迫する病気

●脊髄腫瘍

脊柱管の内側にできた腫瘍《しゅよう》の総称で、腫瘍による脊髄《せきずい》や馬尾《ばび》神経の圧迫によって症状が出る病気

ここに挙げたものはあくまで一部で、ほかにもさまざまな病気が坐骨神経痛の原因となりえます。

まずは、坐骨神経痛を引き起こす原因となっている疾患をできるだけ早めに特定して、その原因疾患の治療することが大切です。

もしかして坐骨神経痛かな？　と思うような痛みを感じたら、まずは整形外科を受診してしっかり精査するようにしましょう。

レントゲン（X線検査）をたくさん撮ったら被ばくでがんになる？

Check

- 被ばくのデメリットより、メリットのほうがはるかに大きい
- X線検査で浴びる放射線量は、実はびっくりするほど少ない

X線は、1895年にドイツ人の物理学者、ヴィルヘルム・レントゲンによって放電管を用いて「陰極線」の研究をしているときにたまたま発見されました。彼は未知の電磁波に対し、数学で未知の数を意味するXからとって「X線」と呼びました。

1901年には第1回ノーベル物理学賞を受賞するほどで、敬意を評して発見者の名前をとって、レントゲン（線）と呼ばれる場合もあります。

X線の波長は1～10pm程度と

短く、骨や金属などの密度の高い物質は透過せず、皮膚などの密度の薄い物質は透過する性質があり、この透過率の差を使って写真のように画像を映し出すことで、身体の内部を透視することができます。

X線は放射線なので、撮影するとごく少量の被ばくが起こります。実際に骨折の患者さんなどから「こんなにレントゲン撮って、がんとか大丈夫ですか？」などの質問が飛んでくることもしばしばあります。

しかし病気を診断・治療するためには、被ばくのデメリットよりも、X線撮影することにより貴重な情報が得られるメリットのほうがはるかに大きいと考えられています。

私たち整形外科医も、X線検査によって得られる情報がなかったら、診断が極めて困難になる局面もあるくらいなので、X線検査が必要と判断したら、迷いなく患者さんに撮影を求めます。

X線検査を行う診療放射線技師は、被ばく線量を減らすためにできるだけ工夫しながら撮影を行っています。また、医師も診断や治療に必要な最低限の検査しか入れることはありません。

では実際にX線検査ではどれくらい被ばくするのでしょうか？

胸部のX線検査の1回の量は、およそ0・06mSv程度（ミリシーベルト）とされています。我々の領域で例えるならば、腰椎であれば撮影方向などによる差もありますが、およそ1・3〜5・6mSv程度とされています。

そもそも、私たちは普通に暮らしているだけで、自然と放射線を浴びています。宇宙から届く宇宙線が年間約0・3mSv、大地から受ける自然放射線が約0・33mSv、食べ物から約0・99mSvなどなど、日本では年間約2・1mSvの自然放射線を浴びていると推測されます。低線量の放射線による細胞損傷は修復されたため、この程度の放射線でがんになる人はまずいないと考えられます。

がんのリスクになるであろうと考えられている放射線量は、短時間に100mSv以上とされています。この量を超え、被ばく量が増加するのに比例して、がんを発症するリスクがわずかずつ高まっていきます。また、短時間にたくさ

（がんのリスク［放射線と生活習慣］）

放射線の線量（ミリシーベルト）	がんの相対リスク	生活習慣因子
1,000〜2,000	1.8	
	1.6	喫煙者
	1.6	大量飲酒（毎日3合以上）
500〜1,000	1.4	
	1.4	大量飲酒（毎日2合以上）
200〜500	1.22	肥満（BMI≧30）
	1.29	やせ（BMI＜19）
	1.19	
	1.15〜1.19	運動不足
	1.11〜1.15	高塩分食品
100〜200	1.08	
	1.06	野菜不足
	1.02〜1.03	受動喫煙（非喫煙女性）
100未満	検出困難	

※出典：「JPHCにおける主な要因によるがんの相対危険度」より

んの放射線を被ばくするよりも長期間にわたって少しずつ放射線を被ばくするほうが、発がんなどへの影響は小さいことがわかっています。

これらのことから、現状行われているＸ線検査程度の被ばくでは、がんのリスクを心配する必要はほぼないということになります。

被ばくを過度に心配してＸ線検査を受けなかったり、検査自体を遅らせたりしていると、病気の診断や悪化の発見が遅れる恐れがあり、そこから生じる健康被害のほうがはるかに大きいと考えます。必要とされたときには、迷わず撮影を受けることをおすすめします。

ちなみに医師や診療放射線技師など、職業上放射線作業を行う者たちの線量限度は年間50ｍＳｖ以下、かつ5年間で１００ｍＳｖ以下と設定されています。

患者さんよりも我々のほうが普段から放射線を浴びていますが、特に気にしている者はいません。リスクは正しく評価することが重要です。

Chapter

5

スポーツ好きのご家庭が知っておきたい医学知識

ねんざだから大丈夫は間違い！

Check

- ねんざは重症度により治療が変わる
- 応急処置の「RICE」を覚えよう
- 整形外科を受診し、どこがどれくらい悪いのか、足の状態をちゃんと確認しよう

足首をねんざをしたとき、「痛いけど、歩けるから大丈夫」とか、「ほっとけばそのうち治る」などと考えてしまう方は少なくありません。足首のねんざは「骨のヒビ」や「突き指」などと同様に、言葉の印象から「大したことのないケガ」ととらえられがちではありますが、実際には長期的な後遺症が残ったりするようなケガであることはあまり知られていません。また後遺症は、生活の質や身体活動量の低下のリスクとなるだけではなく、変形性足関節症など

（ねんざでいためる靭帯）

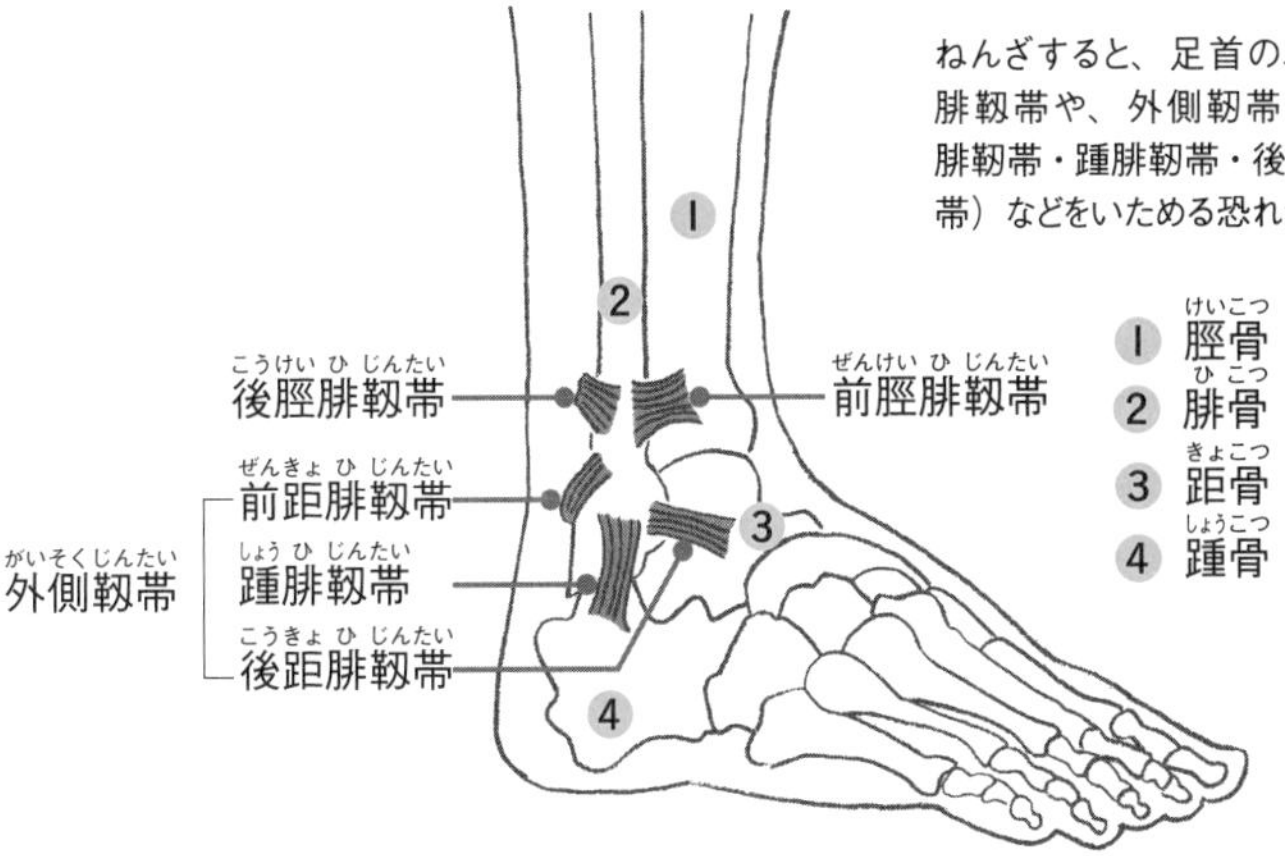

ねんざすると、足首の、前脛腓靭帯や、外側靭帯（前距腓靭帯・踵腓靭帯・後距腓靭帯）などをいためる恐れがある

のリスクを高めるともいわれています。そのため、正確に状態を評価し、適切な治療に持っていくことが重要であるとされています。

　足関節のねんざには、足首を外側に向かって捻る「内反ねんざ」と逆向きに捻る「外反ねんざ」がありますが、約90%が内反ねんざといわれています。

　内反ねんざの場合、前脛腓靱帯、足関節外側靱帯（前距腓靱帯、踵腓靱帯、後距腓靱帯）など、足首の外側にある靱帯を損傷しやすいのですが、場合によっては靱帯損傷ではなく腓骨や第5中足骨などに骨折をしている場合もあります。

外反ねんざは主に足首の内側にある三角靭帯が損傷されます。
整形外科医は足関節ねんざを程度によって3つに分けて考えています。
1度ねんざ：靭帯が伸びる程度の損傷
2度ねんざ：靭帯の一部が切れるもの
3度ねんざ：靭帯が完全に切れるもの
損傷の程度により治療法が大きく変わり、ギプスなどによる固定を必要とすることも多く、ケースによっては手術なども選択されます。これらのねんざは階段や段差などの日常生活の中でも受傷してしまうことはよくありますが、スポーツの場などでも非常に多く見られます。
ねんざをしてしまったときは整形外科を受診していただきたいのですが、損傷部位の障害を最小限に抑えるために、受診までの間にできる応急処置があります。応急処置は1〜3度のどのねんざでも簡単に実施することができ、早期対応が早期回復につながるためとても重要です。いざというときに的確な対応ができるように覚えておいていただきたい応急処置の基本が、「RICE（ライス）処置」になります。
この名前は、応急処置で行うべき4つの対応の頭文字からとられたものです。

●R＝REST（安静）

ねんざなどのケガをしたら、まずは患部の安静を保つことが大切です。無理に動かすと、骨折や靭帯損傷・断裂が悪化する場合があります。添木《そえぎ》を当てたりタオルや三角巾などで患部を動かないように固定したり、足をつかないように工夫したりなど、患部に不要な衝撃を与えないようにしましょう。

●I＝ICE（冷却）

氷のうや氷水を患部に当てて冷やします。冷やすことによって、腫《は》れや炎症を抑え、痛みをやわらげます。直接氷を患部に長時間当てると凍傷になる可能性があるので、タオルなどで包んで患部に当てます。15〜20分ごとに休憩を入れつつ、断続的に冷やしましょう。

●C＝COMPRESSION（圧迫）

内出血をして腫れがひどくなると、回復にかかる時間が長くなります。スポンジやテーピングパッドを腫れが予想される部位に当て、テーピングや弾性包帯で軽く圧迫気味に固定します。圧迫が強すぎると、血流障害や神経障害などを起こしてしまう恐れがあります。手足の指の色や感覚を確認しつつ圧迫の強さを調整しながら、圧迫しておくようにしましょう。

●E＝ELEVATION（挙上）

患部の腫れを防いだり、さらなる悪化を予防したりする目的で行います。横になり、足元に置いたクッションやイスなどに足を乗せ、心臓よりも高い位置に患部を置くようにしましょう。

日常生活やスポーツで万が一ねんざをしてしまったときのためや、あるいは子どもなどのケガのために、ぜひこの処置を覚えておきましょう。

またくり返しになりますが、程度によって治療法が大きく変わるため、整形外科の受診は必須です。

後遺症を残さないためにも、しっかり初期の段階からケアをするようにしましょう。

（ライス（RICE）処置のやり方）

R＝REST（安静）

患部の安静を保つことが重要。足をつかないようにしたり、患部を固定したり、工夫する

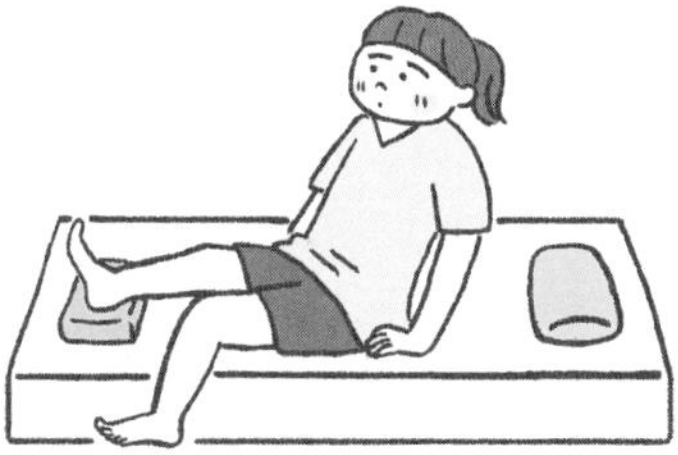

I＝ICE（冷却）

氷のうや氷水を患部に当てて冷やし、腫れや炎症、痛みをやわらげる

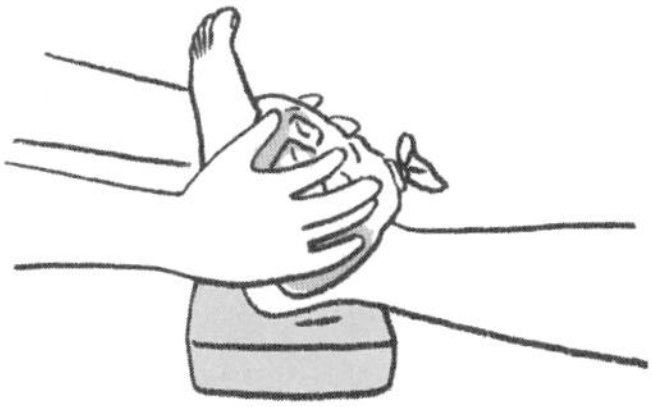

C＝COMPRESSION（圧迫）

患部をテーピングなどで軽く圧迫して固定。圧迫により腫れの広がりを抑える

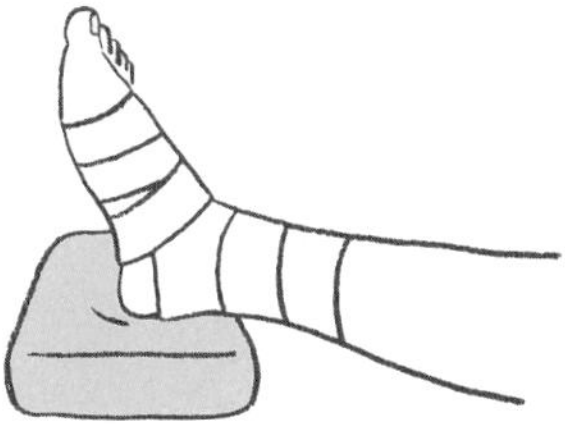

E＝ELEVATION（挙上）

横になり、患部を心臓より高い位置に置き、腫れやさらなる悪化を予防

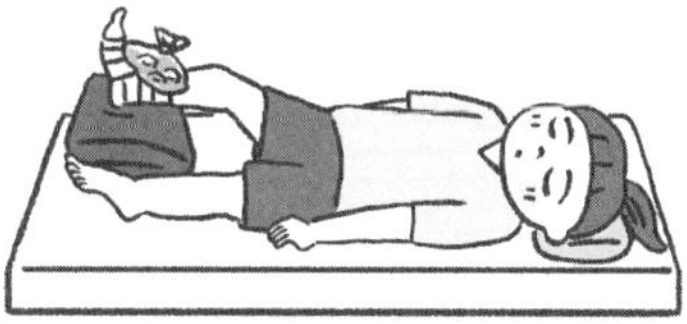

突き指は引っ張ればよくなる？

Check

- 突き指は引っ張っても治らないし、かえって悪化する恐れがある
- 突き指を甘く考えず、早めに受診しよう

前の章でもお話ししましたが、「突き指」というケガも軽く見られがちな外傷のうちの一つであると筆者は考えます。

なぜか昔は、「突き指は引っ張れば治る」といわれてきましたが、なんの根拠もありません。引っ張っても何も変わらないどころか、かえって悪化するケースもあるため、読者のみなさんは決して引っ張らないようにしましょう。

では適当に様子を見ていればよいかというと、それもおすすめはできません。

突き指は、ボールなどが指先に強く当たったときなど、指に対してまっすぐ強い力が加えられることによって起こる指のケガの総称です。第1関節（DIP関節）、あるいは第2関節（PIP関節）のどちらかに痛みが出たり、腫れたり、動かしにくくなったりといった症状が出ることが多いでしょう。

前述したとおり、突き指というのはあくまでこのような外傷の総称なので、この中には靭帯損傷を伴わない本当に軽い程度のものから、靭帯損傷を伴うもの、骨折を伴うもの、腱断裂を伴うものなどいろいろ含まれることになります。

このようなものの中には、ある程度の期間の固定を必要とするものや、手術が必要なものもありますので、整形外科での早期診断と治療開始が必要となるわけです。

ここまで説明すれば「引っ張ればよい」という民間療法がなぜダメなのか、わかっていただけたかと思います。

特に、整形外科を受診しないと後遺症を残しやすいものの一つに「マレットフィンガー」が挙げられます。

（マレットフィンガーとは？）

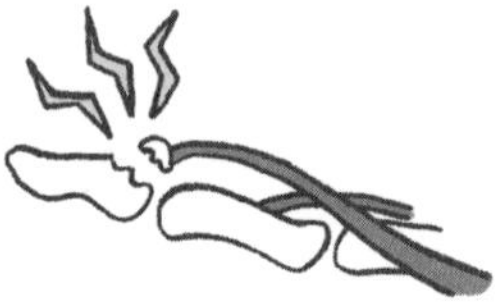

スジのついている骨の一部が折れたケースが、骨性マレットフィンガー

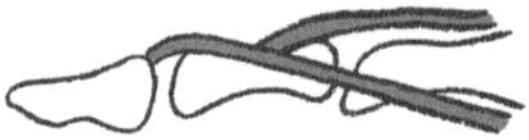

正常な指

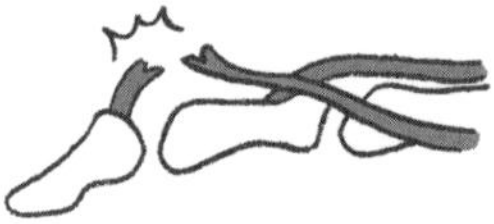

指を伸ばすスジ（腱）が切れてしまうケースが、腱性マレットフィンガー

マレットフィンガーは突き指をしたあとに第1関節が伸びなくなるという病気で、ほっといてもあまりよくならない病気です。マレットとは「槌（つち）」のことで、突き指により指の第1関節が伸びなくなり、まっすぐ伸ばせなくなる状態が槌のように見えるところから、この名前が付いたとされています。

　マレットフィンガーには2つのタイプがあり、指を伸ばす伸筋腱が切れたために生じる「腱性マレット指（腱性マレットフィンガー）」と、第1関節の関節内の骨折が生じ、伸筋腱がついている骨片がずれた状態になった「骨性マレット指（骨性マレットフィンガー)」に分けられます。

基本的には保存療法となりますが、骨性マレットフィンガーの場合、骨折部の状況によってはいきなり手術となることも少なくありません。

まず突き指をしてしまった場合には、応急処置としてRICE処置を行うようにしましょう(173ページ参照)。

そして応急処置を行いながら、整形外科を受診するようにしましょう。日にちがたつうちに状態が悪化してしまうこともありますし、治療が困難になるケースもしばしばあります。救急である必要はないので、翌日や休日明けには医療機関を訪れるようにしましょう。

傷跡をできるだけきれいに治したい

Check

- 傷跡をできるだけきれいに治すには、安静・遮光・保湿が大事
- 傷跡がきれいに治るのは思ったより長くかかる

ケガしてしまったあとの傷跡をきれいに治したいと考える人は特に女性に多く、外来でも必ず指導する内容です。どうしたらよいのでしょうか？

まず外傷の種類は、代表的なものを挙げると次の5つになります。

①擦過傷：転倒などですりむいた傷
②切創：切り傷。包丁やガラスなどで切った傷
③裂・挫創：何かにぶつけることで、皮膚が裂けた傷

④咬創：咬《か》み傷。犬やネコなどに咬まれた傷（42ページ参照）
⑤刺創：刺し傷。釘などの鋭利なものが刺さった傷

皮膚は、表面から「表皮」「真皮」「皮下組織」の3層からなりますが、表皮を損傷しただけの場合は比較的早く治ります。一方、真皮まで損傷してしまうと治るのに時間がかかります。

目立つ傷跡を残さないためには、初めの治療が大切です。

まず、ケガをしてしまったら水道水でよく洗い、傷の表面の異物などをよく洗い流します（35ページ参照）。感染を避けるのが第一の目的ですが、ほかにも砂などの異物をできるだけ取ることも目的となっています。砂などが傷跡に残ったまま治癒《ちゆ》してしまうと、「外傷性刺青《しせい》」となり、青黒く残ってしまい取れなくなってしまうことがあります。そのため汚染された傷や比較的深い傷は、整形外科や形成外科での治療が必要となります。

では、傷が治ったあとは何もしなくていいのでしょうか？

実は傷跡の残り具合には、その後のケアの仕方も影響を与えます。

(傷跡をきれいに治すテーピングの仕方)

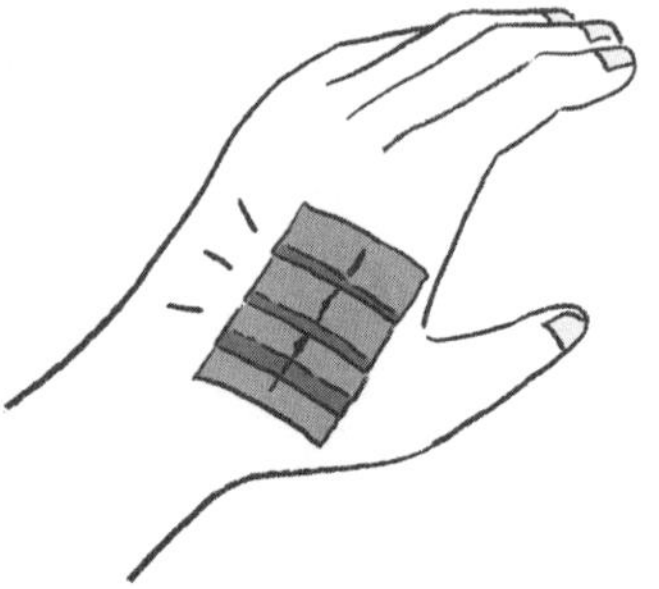

同じようにテープを貼っていき、傷の全長を覆えば完了

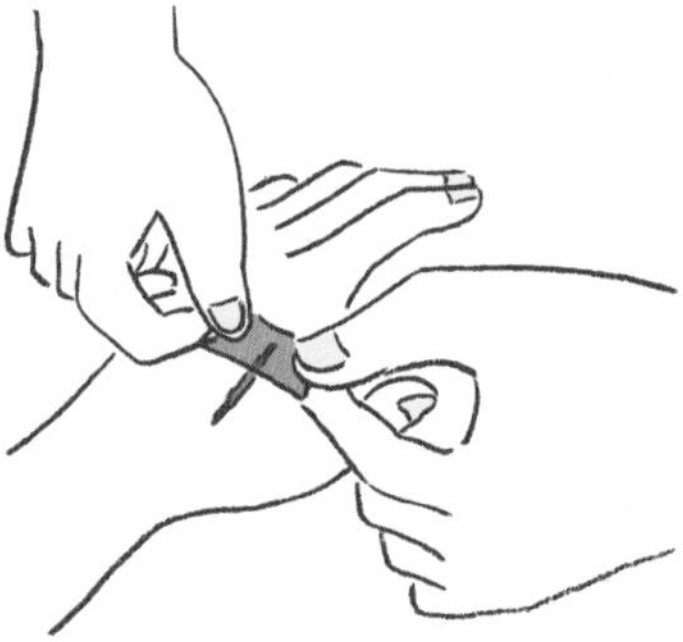

テープを貼るときは、テープを軽く引っ張って、傷が閉じる方向に貼る

深い切り傷などを病院で縫ってもらってひっついたあとも、実はその傷跡では変化が続いています。傷跡が治るプロセスは、次のような変化になります。

(増殖期) 1～3カ月ほど。傷の中の細胞の活動が活発になり、傷跡がだんだん赤くなります。

(成熟期) 半年～1年。傷跡の活動がしだいに鎮静化し、赤い色が薄くなっていきます。

傷の変化が続いている間、傷跡がきれいに治る環境を作ってあげることが傷跡をきれいに治すコツとなります。

そのためにおすすめしたいのがテーピン

グです。テーピングの目的は「安静・遮光・保湿」の3つになります。

安静には、傷の開く方向に力を与えないように保ち、傷跡の幅が広がらないようにする目的があります。そのためにテープを貼るとき、テープを軽く引っ張って、傷が閉じる方向に（傷跡が寄り添うように）貼るといいでしょう。

日光に当てないこともポイントの1つです。傷の活動が活発な時期に日光に当てると、色素沈着が起こりやすくなります。半年ほどは傷跡のある部位が隠れる服装を心がけつつテーピングを続けてください。テーピングによって、乾燥による皮膚の防御機能の低下を防ぐことも重要です。

なお、浅めの傷を治すのに湿潤療法という治療法があることをご存じの方も多いかもしれませんが、闇雲に湿潤療法を行うことはおすすめできません。湿潤療法は、その傷に対してやっていいかどうかの医学的な判断が重要で、例えば患部の感染対策が不十分なまま湿潤療法を行うと、感染を引き起こし、かえって悪化するリスクがあります。まずは傷をよく洗って、いち早く医療機関を受診することがいちばんです。

湿布をうまく使うために知っておくといいこと

Check

- 湿布に患部を冷やす効果はないので、冷やす場合は冷シップの上から氷水で冷やす
- 湿布にも副作用はあるため、使い方は注意事項をよく確認してから使おう！

肩こりや腰痛、ねんざや腱鞘炎《けんしょうえん》など、筋肉や関節の痛みが出たときに湿布を使ったことがあるという方は非常に多いと思います。

医療機関のみならず、ドラッグストアなどでも販売されており、幅広く使われているのですが、使い方を覚えたり工夫したりすればもっと使いやすくなります。

ここでは、湿布に関してのよくある勘違いに触れつつ、上手な使い方をまとめておきましょう。

湿布は「外用鎮痛消炎薬（消炎鎮痛剤）」と呼ばれる薬で、パッ

プ剤とテープ剤があります。パップ剤は水溶性高分子を主な基剤成分とした膏体が塗られたもので、テープ剤に比べると比較的厚みがあります。

一方、テープ剤は親油性高分子を主な基剤成分とした膏体が塗布されたもので、パップ剤と比べると薄くて伸縮性があり、粘着性も高いという特徴があります。

よくある勘違いとしてまず挙げられるのが「湿布は副作用がない」というものです。

この勘違いは外来でも非常によく見られ、使用すべき枚数をはるかに超えた枚数を使用したり、貼ってはいけない場所に使用されたりなどは、ほぼ毎日遭遇するレベルです。

例えばＮＳＡＩＤｓと呼ばれる消炎鎮痛剤の副作用として有名な胃潰瘍や腎機能障害は「湿布では起こらない」と考えている人も多くいるのですが、実際には起こりえますし、大量不適切使用での症例報告も見受けられます。最近では、内服と同等の効果が見込める湿布なども出てきており、適正枚数を超えた

湿布の貼り過ぎは危険

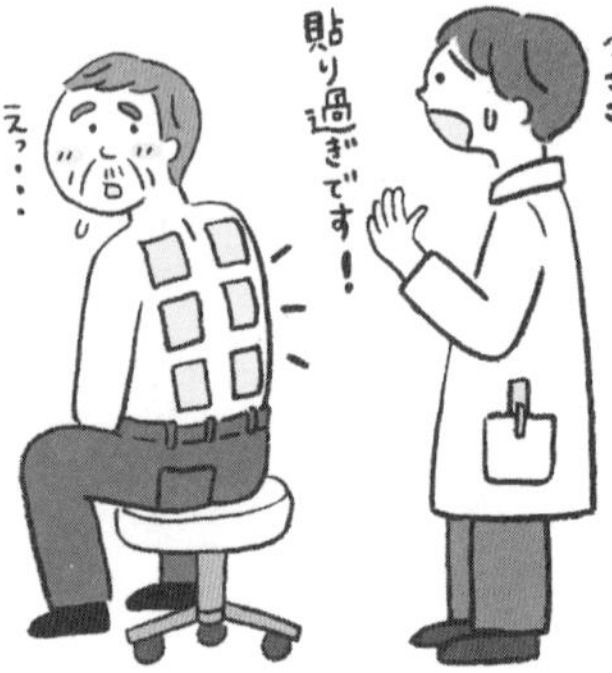

湿布の用量が多いと、腎不全になってしまうリスクもある。湿布の貼り過ぎにより、成分中のNSAIDsが難治性潰瘍を引き起こすことも

使用による副作用報告はさらに多く出てくる可能性があります。

また、貼る場所に制限がある湿布はいくつかあります。その中でも処方する量が多いモーラステープ（ケトプロフェンテープ）は、消炎鎮痛成分のケトプロフェンが含有されており、光線過敏症という副作用が出ることがあります。症状としては、発疹・発赤、紅斑、かゆみなどが初期症状として挙げられ、ひどくなると水ぶくれなどになる場合もあります。多くは手首・手部・大腿・ひざ・下腿など、紫外線に当たりやすい場所に発現し、多くは使用中または使用後1週間以内に紫外線にさらされることにより発現していますが、使用を中止後3〜4週間後に発現した症例も報告されています。これらのことから、パッケージには「戸外に出るときは天候にかかわらず、濃い色の衣服、サポーターなどを着用し、貼付部を紫外線に当てないこと」「剥《は》がしたあと、少なくとも4週間は注意すること」などの記載があります。

また、次にありがちな勘違いとしては「ねんざ部位を冷やすために冷湿布」や「寒いから温めるために温湿布」というものです。

冷湿布のひんやりとした冷感をもたらしているのはメントールです。つまり、実際に患部が冷却されているわけではなく、メントールの成分によってスースーする感覚を冷えていると感じているにすぎません。これは温湿布についても同様で、温湿布のぽかぽか感は、カプサイシンやノニル酸ワニリルアミド（合成トウガラシ）の刺激によって皮膚がぴりぴりする感覚を温かいと感じているだけで、実際に患部が温められているわけではありません。どちらも消炎鎮痛に関する有効成分は含有されているので、好きなほうを貼ればよいと筆者は考えます。

では、冷湿布や温湿布にその名のとおりの効果がないとすれば、湿布を貼りつつ患部を冷やしたり、温めたりしたいときはどうすればよいでしょうかという質問を受けることがあります。

非常に単純な話で、患部を冷やしたいときは湿布を貼った上から、氷を入れた袋や保冷剤などをタオルに包んで当てればよいですし、温める場合も湿布を貼った上から使い捨てカイロなどを低温やけどにならないように注意しながら当てましょう。

最後にありがちな間違いとして「剥がれてすぐダメになる（から大量にくれ）」という点について話します。

確かに湿布は粘着剤でただ貼り付けているだけなので摩擦などには強くはありませんが、ある程度貼り方に気をつけるだけで剥がれにくくすることはできます。湿布に限りませんが、正しい効果をもたらすために添付文書などに記載されている注意事項を必ず守るようにしましょう。

上手な湿布の貼り方

ひざ

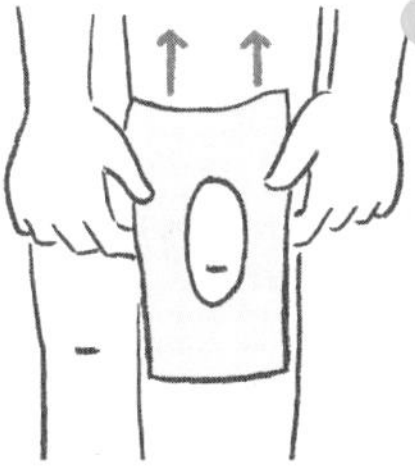

パップ剤をずらして2つに折り、中央に2～3㎝の切れ目を入れて貼り、切れ目からひざ頭を出す

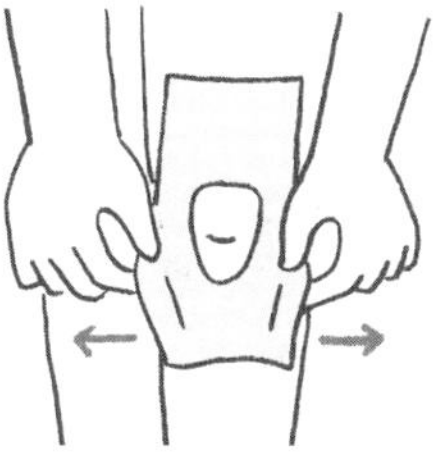

左右上下に伸ばして貼っていく

足関節

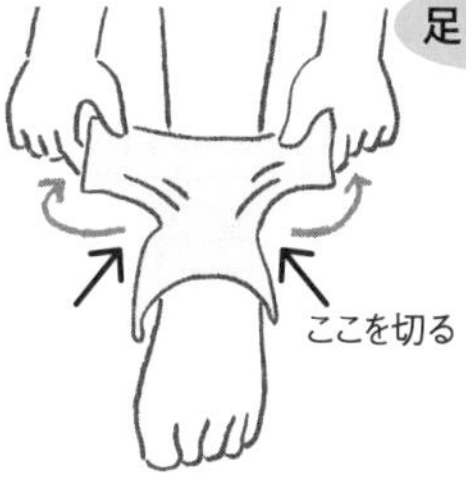

パップ剤を2つ折りし、中央に約3㎝の切れ目を入れる。最初に上部から足首を巻き込むように貼っていく

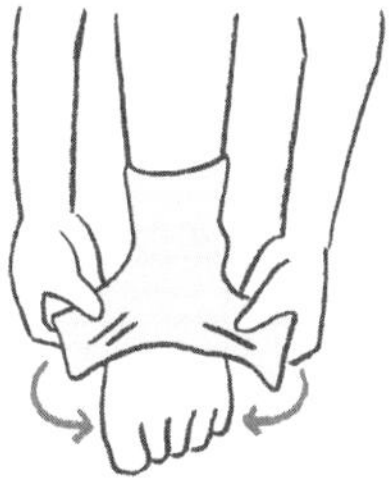

下部を伸ばしながら、甲を巻き込むように貼る

かかと

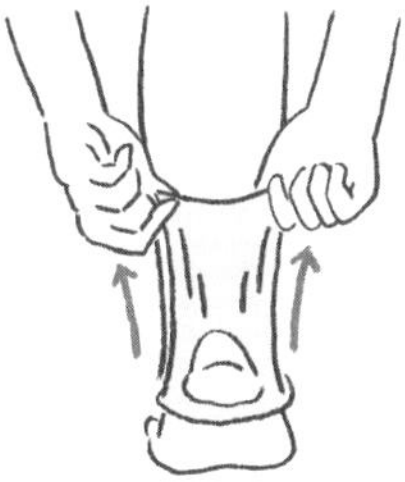

パップ剤をずらして2つ折りにし、中央に約3㎝の切れ目を入れる。穴からかかとを出して貼り、上に十分伸ばす

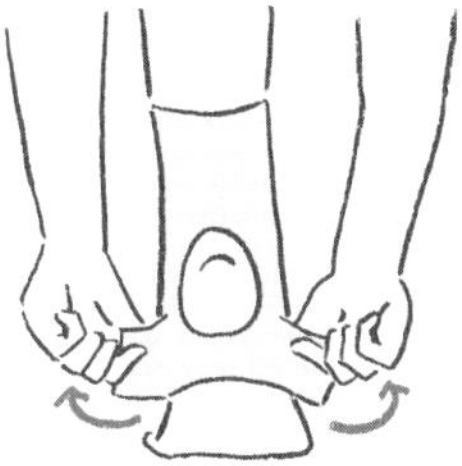

土踏まずを包むように、左右に伸ばしながら貼る

もしかして、これって疲労骨折？

Check

- 特に外傷もないのに、慢性的な痛みが続くときは、その疑いあり
- 疲労骨折は、発生予防だけでなく、再発予防も重要

骨折というと、骨がぽっきりと折れてしまうようなものをイメージする人が多いでしょう。車に跳《は》ねられたりするような強い衝撃によって骨が折れる通常の骨折とは異なり、疲労骨折とは同じ部位に小さな負荷が加わり続けることで発生する骨折になります。針金をくり返し折り曲げていると、いつかポキっと折れてしまいますが、似たような現象が骨にも起こります。スポーツなどが原因で起こることもあり、あらゆる年代で起こる可能性があるのですが、筋

力の発育や体力的な問題から成長期に多く見られます。好発部位は、腰椎《ようつい》や脛骨《けいこつ》（すねの内側の骨）、中足骨《ちゅうそくこつ》（足の甲の骨）、肋骨《ろっこつ》などに多く、ほかに大腿骨《だいたいこつ》、尺骨《しゃっこつ》（前腕の2本の骨のうち小指側にある骨）などでも頻繁に起こります。

特に外傷もなく、慢性的に痛みを感じているときは、疲労骨折の疑いもあることを覚えておきましょう。ただ、疲労骨折の場合、初期の段階ではX線（レントゲン）検査を行っても異常が見つからないことも少なくありません。症状から疲労骨折が疑われる場合には、日にちをあけて再度X線検査を行ったり、MRIを撮ったりすることにより確定診断が可能になる場合があります。

治療としては、原因となった運動や作業を中止し、局所を安静にすることが原則です。再発が多いことも疲労骨折の特徴です。安静にして痛みを感じなくなったことを「完治した」と勘違いしてしまい、自己判断で競技に復帰した結果、同じ部位を再び痛めて病院に舞い戻るという事例も少なくありません。発生の予防だけでなく、再発の予防も重要であるとしっかり覚えておきましょう。

テニスをやっていないのにテニスひじ？

Check

- テニスひじの正式な病名は「上腕骨外側上顆炎」
- 原因は使い過ぎなので、テニスをしていなくてもテニスひじになることがある

ひじが痛くなって受診をしてきた方に対してとりあえず「テニスをよくやっていますか？」と聞くことがあります。実際ほとんどやっている人に遭遇したことはないのですが、診断として「テニスひじです」とわざと伝えることがあります。

中年以降のテニス愛好家がなりやすいところから、そう呼ばれることもあるのですが、正式な病名は、「上腕骨外側上顆炎」といいます。実際にはテニスとはあまり関係ないことが多く、日常生活動

（テニスひじとは？）

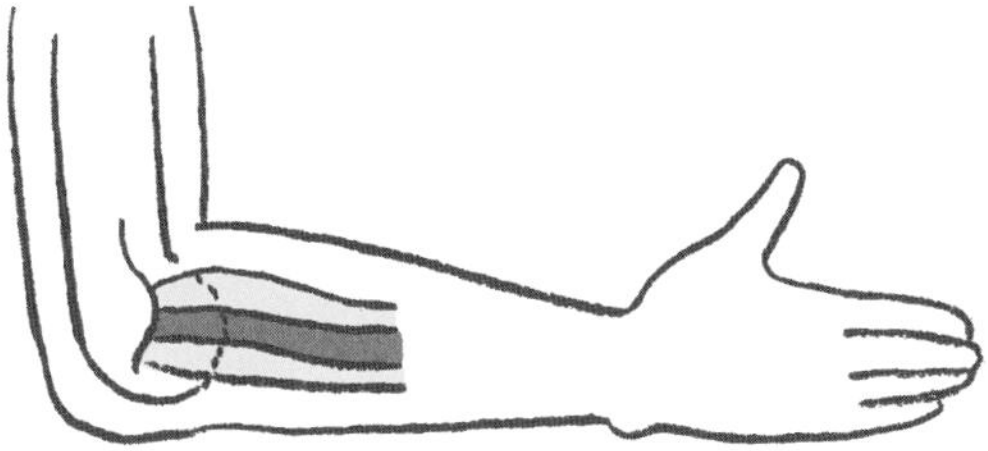

手首を伸ばす働きをしている筋肉（短橈側手根伸筋）が使い過ぎによって障害されて起こる

作や労働、手を使う作業、重量物の運搬など、使い過ぎによって発症する疾患です。

テニスひじは、通常、じっとしているときはあまり痛みません。「物をつかんで持ち上げる」「ぞうきんを絞る」「ペットボトルの蓋《ふた》を開ける」といった動作をしたときに、ひじの外側に痛みを感じるという特徴があります。上腕骨のひじあたりに当たる外側に出っ張ったところを、「（上腕骨）外側上顆」と呼びます。この外側上顆には、手首（手関節）や指を伸ばすための筋肉がついています。

①長橈側手根伸筋：手首（手関節）を伸ばす働きをする

②短橈側手根伸筋：手首を伸ばす働きをする

③総指伸筋：指を伸ばす働きする

この3本の筋肉のうち、短橈側手根伸筋が障害されやすいといわれています。腕を使い過ぎることで、使用される筋肉の付着部に負担がかかり、炎症が起きて痛みが生じる結果となるのです。

受診すると、X線検査や疼痛《とうつう》誘発テストによって診断がなされます。治療法としては、患肢を安静にすることが第一です。問題の筋肉にかかっている負担を減らす必要があり、痛みの出る動作を避けて、重いものを持たないよう工夫して腕を使う必要があります。もちろんテニスなどのスポーツが原因と考えられる場合は、スポーツを行わないようにします。

痛みを除くために、内服や外用薬、ひじの外側へのステロイド注射などの薬物療法や、テニスひじ用のバンドを用いた装具療法、ストレッチなどの理学療法が併用されることも多くあります。これらの保存療法が効かない難治症例には、手術療法を検討する場合もあります。

ちなみに注射は痛みがすぐ引きやすいため、「前回も効いたので今回も！」と強く希望される患者さんもよくいるのですが、個人的には症例を選んで行うべきであり、全員にはおすすめはしておりません。

上腕骨外側上顆炎に対して、経過観察とステロイドの局所注射、リハビリ治療とで治療結果を比較・評価するRCT*を見ると、確かに治療開始6週間後時点ではステロイドの局所注射はほかの治療法よりも優れた治療効果を示しました。しかし長期的に見るとステロイドの局所注射はリハビリや経過観察と比べて治療結果が劣る結果に終わりました。痛みがすぐ取れることにより再び過度に使用してしまうことが考えられ、少し時間はかかっても日常生活動作に気を遣ったり、ストレッチなどを定期的に行ったりするような生活を身につけたほうがよいと筆者は考えます。

テニスひじの予防のためには腕を過度に使い過ぎないことがいちばんですが、日ごろからストレッチを行ったりなど、予防に努めることもすすめられます。無理をしないような生活とストレッチを心がけましょう。

*RCT：ランダム化比較試験。研究対象者を複数のグループにランダムで分け、治療法などの効果を検証する方法

薬の正しい飲み方・扱い方を知ろう！

Check

- 薬の正しい飲み方・扱い方を知っておこう
- 医師から処方された薬を他人にあげたり、もらったりするのは法律違反

薬を処方されると、飲み方についての説明があったり、あるいは説明の用紙をもらったりすることができます。

しかし、外来で患者さんからお話を聞くと、意図して逸脱した飲み方をしているケースや、飲み方を理解していないケースがあとを絶ちません。

飲み方は薬ごとにある程度決まっており、また医師や薬剤師の指導から逸脱した飲み方をしていると、正しい薬の効果を得られなかったり、副作用が強く出てしまっ

薬を飲むタイミングを知っておこう

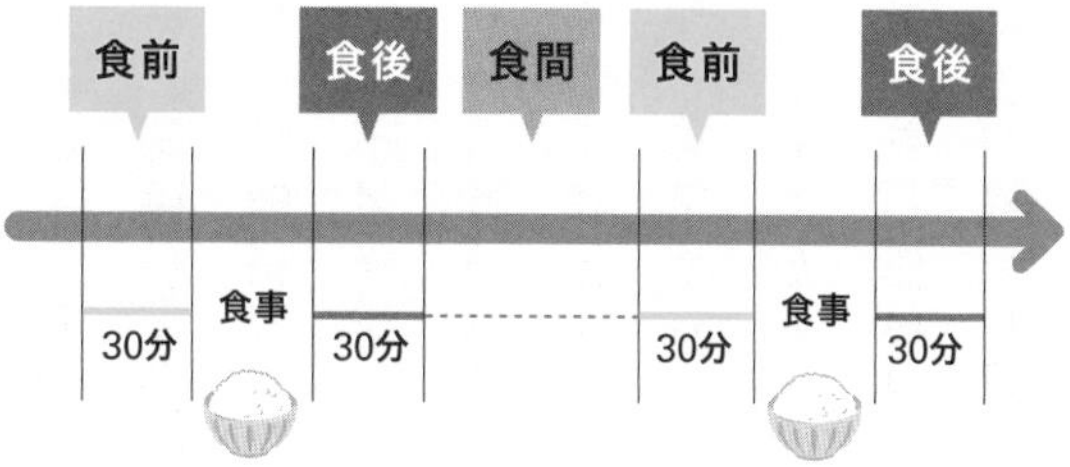

食間とは、食事中ではなく、食事と食事の間、食事の約2時間後が目安

食前とは、食事の約20～30分前。食後とは、食事終了から約30分以内

たり、あるいは副作用が出たとしても医薬品副作用被害救済制度（適正に使用した薬で副作用が防げなかった場合の救済制度）を受けられなかったりなどのトラブルにつながりかねません。

今回でしっかり学ぶようにしましょう。

まず飲むタイミングについてなのですが、薬ごとにタイミングが違うため、間違えないようにしっかり確認しつつ次のように内服します。

- **起床時↓朝起きてすぐ**
- **食前↓食事の約20～30分前**
- **食直前↓食事の5分前～直前。お箸を持ったとき**

・**食後↓食事終了から約30分以内**
・**食間↓食事の約2時間後**
・**就寝前↓寝る約30分前**
・**頓用↓症状が出現したとき**

食前・食後は、食事の直前直後ではなく、少し時間を空けるようにします。食間という飲み方の薬は数は少ないのですが、「食事中に薬を飲んでしまう」という人が少なくないので注意が必要です。

また、頓用に関しては「症状があるから……」と短時間しか空けずに追加投与してしまう方がいますが、こちらも最低で4〜6時間空けて内服するほうが望ましいでしょう。

基本的に医師は、自分が処方した薬は次の内服タイミングから服用してもらうものと考えて処方しています。

例えば一日3回内服の薬を午前に処方すれば患者は昼食後から内服開始していると思っていますし、午後に処方すれば夕食後から開始していると考えています。しかしたまに、「当日に薬を受け取れなかった」や、さらには「処方箋の有効期限が切れた」などの連絡をもらうこともあります。継続している内服薬ならまだよいのですが、感染症例で抗生剤を処方したのに内服はおろか受け取りすらしていなかったなどとなると、感染が増悪している可能性が高く、もはや内服では手に負えなくなっている可能性もあり、非常に残念な気持ちになります。

処方箋の有効期限は「発行日を含めて4日間」です。この4日には日曜祭日を含み、有効期限を過ぎると、医療機関での延長や再発行が必要になります。また、再発行は健康保険が使えず全額自己負担となる場合もあります。忘れてしまう原因にもなるので、必ず受診後すぐ受け取るように心がけましょう。

内服薬は一般的に、コップ1杯程度（約200cc）の水、またはぬるま湯で飲みます。コーラやジュース、牛乳などで薬を飲むと、吸収が遅くなったり悪くなったりします。また、水なしで飲むと、食道に引っかかったりくっついたりして、その場で溶けて薬の効果を発揮することができなかったり、食道潰瘍などを起こす恐れがあります。

最近わりとよく耳にするのが、医師から処方された薬を自分で使わず、あげたり、もらったりしたという話です。

しかし、これは、「薬機法（医薬品、医療機器等の品質、有効性及び安全性の確保等に関する法律の略）」違反となる可能性があります。

もし仮にもらった薬で重篤《じゅうとく》な副作用が起きても、やはり医薬品副作用被害救済制度は使えません。

これに関しては特に湿布などで緩く考えている人が非常に多く、「病院で処方された湿布を他人から譲り受けることが違法である」と認識している人は、なんと全体の23・2％しかいなかったとの報告があるほどです。

薬は正しい方法で入手し、適切なタイミングで飲む。この原則を守ることが安全に治療を成功させる第一歩となります。

終章

終章

救急車を呼ぶときに大切なこと（実体験）

Check

- 通報時のポイントを知っておこう
- 救急搬送時に持っていくとよいもの

本書ではこれまでに、転落や出血、万が一心臓が止まったときなど、さまざまなケースに合わせて、「何を考え、どう動けばいいのか」ということに焦点を絞り、予防策や救命処置の数々をお話ししてきました。

これらの知識は「ぜひみなさんに知っておいてほしい医療知識」になるのですが、同時に「できれば使う機会に出合わないことが望ましい医療知識」でもあります。

みなさんがトラブルなく健康に過ごすことができれば、本書の知識の大半は不要な知識となります。しかし現実はそんなに甘くありません。

筆者は医師として、普段は外来や当直で救急車を受け入れ、運ばれてきた方を「治療する側」として働いています。

ところが僕はある日突然、救急車を「呼ぶ側」となりました。

「自分や家族はまだ歳でもないし、健康だから大丈夫」なんて根拠のない楽観的な考えは一瞬で崩れ去りました。

「救命処置なんて、自分がすることないだろう……」と思っている方へ。

僕もその瞬間まで、そう思っていました。

救急車を受ける側、呼ぶ側の双方の立場を経験したうえで「これはやっておいたほうがよい（よかった）」ということを改めてまとめておきます。この章は命に直結するので何度でも読んで追体験していただきたいと思います。


ある日、僕が勤務をしていると、昼過ぎごろに妻から「なんかまた頭が痛い」という連絡が来ました。医師でもある妻はもともと偏頭痛持ちであり、「とりあえず消炎鎮痛剤でも内服しよう」くらいでお互い重く考えていませんでした。実際僕が帰宅をしたときには、妻の頭痛は軽くなっており、生まれたばかりの子どもと妻と記念撮影などをしていつもどおりの生活をしていました。

年齢的にも「そろそろ定期検診に行かないとね」なんて話をしていたくらいです。

帰宅後しばらくしてから、妻が「やっぱ救急に行きたい」といいだしました。夜間当番病院に連絡を入れ、じゃあ行く準備をするか……と動き始めようとしたときに、妻が「ゴメン救急車……」といい残し、大きないびきをかき始めました。「これはヤバい」と瞬時に気持ちが切り替わりました。

これは寝落ちしてしまったわけではなく、意識障害が起こっており、舌根《ぜっこん》（舌のつけ根）が落ちることにより気道が閉塞して、いびき様呼吸になっているという、医学的に極めて危険なサインだと知っていたからです。

大声で名前を呼び、手の甲に強く痛み刺激を加えましたが、まったく反応がありません。

意識障害のスケールでいちばん状態が悪い分類となります。

即座に119番に電話をかけ、オペレーターの質問に救急である旨と、まず住所を答えました。

オペレーターが住所を先に聞いてくる理由は、1分1秒でも早く救急隊が現場に駆けつけるためです。同時に妻の体勢を息ができるように変えました。

新型コロナの波の間でしたが、救急車は当エリアに不在で、隣のエリアから来るため到着まで20分以上かかるとのことでした。医療的にこれ以上僕にできることは何もありませんでしたが、やるべきことはあったため、即行動に移しました。

まず、パニックになると時系列がわからなくなったり、情報の伝え忘れにつながる恐れがあると考え、

・頭痛のLINEをもらった時間
・飲んだ鎮痛薬の種類と時間
・頭痛が悪くなり始めた時間

・意識障害が起きた時間
・既往歴《きおうれき》
・内服歴
・手術歴

などなど、紙に書き殴りました。

これは救急隊が来たときにとても役に立ちました。

次に荷物の準備です。

自分の持ち物としては「お金、スマホ、鍵」、妻の物は「保険証、スマホ」をカバンに入れました。

もし帰宅するときのため……と妻の靴も持って行きましたが、この状況で当日帰れる患者がまずいないのは、冷静に考えればわかることでした。あとで振り返ると、冷静に対処しているように見えて、やはりパニックになっていたと思います。

実はこのとき、子どもと妻は退院してまだ数日しかたっておらず、外に連れて行ける週数でもないため、お出かけセットなども用意してありませんでした。おむつやお尻拭きは持ちましたが、「飲んだばかりだからいいか……」とミルクを持っていきませんでした。新米パパの完全な判断ミスで、のちに救急外来でギャン泣きし始めます。

荷物をまとめ終わり、スムーズに救急隊が搬送できるように配置換えを行い、動線の確保をしました。

・猫の脱走防止用ゲートの撤廃
・玄関の靴などを収納
・ダイニングテーブルなどの排除
・妻が倒れているソファの向きを変更
・猫の軟禁

などを行いました。

小さなことですが、救急隊が来てからこれらのことを行うと時間のロスなので、咄嗟《とっさ》のナイスアイデアだったと思います。その後しばらくしてサイレンの音が聞こえ、救急隊が到着しました。救急隊が当フロアに上がってきた音が聞こえたら、玄関を開けて「こちらです！」と誘導をしました。メモに殴り書きした、妻に起こったことに関する情報をしっかり伝え、サイレンを鳴らしつつ「ゆっくり」搬送となりました。

この「ゆっくり」は、くも膜下出血などを疑った場合、振動などでの再出血を防ぐためにとても大切です。

もしサイレンを鳴らしながらゆっくり走る救急車を見つけても、絶対に煽《あお》らないでください。

こうして妻は緊急搬送され、翌日オペとなりました。

冷静そうに対応したように見えるかもしれませんが、あとで振り返ってみると、まったくそんなことはありませんでした。

予断を許さない状況でも、自分の患者が待っているので、妻の緊急オペ翌日から普通に働いていましたが、正直精神的にも肉体的にもキツかったです。

しばらくの間は、街で救急車のサイレンを聞くたび、ＩＣＵに入床していた妻がフラッシュバックして動悸《どうき》がしていました。

医師の僕ですら、家族の急変時にはこれくらい動揺するわけなので、医療に関係のない方々はさぞ不安な気持ちなのだろうと思います。

妻は搬送の時点で非常に状態が悪く、次の日には僕は潔く死を覚悟していましたが、奇跡的にも退院まではこぎつけることができました。

これはひとえに担当してくれた医療従事者の方々のおかげです。自分自身についてはは反省すべき点が多いですが、とにかく命を救ってくれた方々には感謝しかありません。

今回の経験は自分の中で医療に対する価値観が変わるレベルでした。

やはり医療は素晴らしいと再認識できましたし、自分自身も原点に立ち返り、さらに医療に身を捧げたいと思います。

みなさまの緊急時にこの文章が役に立てば幸いです。

最後に「救急車を呼ぶときのマニュアル」を載せておきます。

救急車を呼ぶときのマニュアル

通報

1 「119」で救急車を呼ぶ

↓

2 救急である旨を伝える

↓

3 住所、名前、電話番号、屋外の場合は目印になる建物などを伝える

屋外で住所が正確にわからない場合は自販機や電柱に記載があります。

↓

4 状況を細かく伝える

- 誰がいつどうなったのか？（病気、ケガ、交通事故など）
- 具合が悪い方の名前、年齢、性別
- 同伴者なのか、頼まれて通報しているのか？
- 自分の名前、電話番号
- 症状はどう変化しているか
- 具合が悪い方は現在会話ができるのか
- 既往歴、内服歴、手術歴、かかりつけ先など

搬送時の持ち物

- [ ] 保険証や診察券
- [ ] 普段飲んでいる薬
- [ ] おくすり手帳
- [ ] 財布
- [ ] スマホ、充電器
- [ ] 具合が悪い人の上着や靴など

◆乳幼児の場合に必要なもの

- [ ] 母子健康手帳
- [ ] おむつ・着替え
- [ ] 哺乳瓶
- [ ] 大きめのタオル
- [ ] ごはん・おやつ
- [ ] お気に入りのおもちゃ

救急隊が近くに来たら

- 玄関を開けて、誘導する

救急隊に伝えること

- 患者の名前、年齢
- 事故や体調が悪くなった状況
- 救急隊が到着するまでの間の様子や変化
- 行った救急処置の内容
- 既往歴、内服歴、手術歴、
  かかりつけ先、現在の内服薬

搬送するとき

- 火の元や戸締りのチェックをする

「既往歴、内服歴、手術歴、かかりつけ先、現在の内服薬」などは、自分が倒れる前にあらかじめ情報を整理しておき、まとめて財布やスマホに入れておくと便利です。

万が一のときのために、このリストは印刷してどこかに貼っておいたり、スマホに保存しておきましょう。

おわりに

今の世の中では、何か困ったときに「ネットで検索する」ということが当たり前となってきています。

自分がほしかった情報にたどり着くと、「なるほど、そうなんだ」と納得すると思いますが、その情報が正しいものだったのか、間違ったものだったのかということまで正確に評価できる人は、なかなかいないのではないでしょうか。

ネット上にはさまざまなデマ情報が流れており、医療の世界においては、どう考えても信じられない都市伝説レベルのものから、巧妙に人々を騙《だま》してくるようなものまでさまざまあり、中には他人の命を脅かしてしまうような恐ろしいものまで存在します。

正確な評価ができない多くの人たちは、ソーシャルメディアで間違った医療情報を一度つかんでしまうと、なかなかその沼から抜け出すことができません。

これには「フィルターバブル」と「エコーチェンバー」と呼ばれる、もともとある人間の思考の傾向とネットメディアの特性の相互作用による現象が大きく作用すると考えます。

フィルターバブルは、アルゴリズムがネット利用者個人の検索履歴やクリック履歴を分析し学習することで、ユーザーの見たいと思われる情報が優先的に表示され、逆に利用者の考えに合わない情報からは勝手に隔離されることにより、考え方や価値観が「バブル（泡）」の中に孤立するというものです。

これはネット上では非常によく見られるもので、同じサイトを観覧しても広告がそれぞれ違ったり、X（旧 Twitter）や Instagram、YouTube などでおすすめしてくるユーザーやコンテンツが違ったりなど、誰でも経験したことがあるのではないでしょうか。このフィルターバブルは本人もまったく気づかないうちに起こり、あたかも自分の得た情報が「メジャーな情報である」と錯覚してしまいます。

間違った医療情報に関するフィルターバブルは、ソーシャルメディア上でもすでに問題視されており、医療に関する誤情報を撒き散らす動画は削除されたり、表示されにくくなってきたりしてはいますが、まだまだとても完全には程遠いといえます。

エコーチェンバーは、フィルターバブルのようにアルゴリズムに支配されるものではなく、SNS上で、自分が興味ある、あるいは似た属性のユーザーをフォローし続けた結果、なにか意見を発信したときに自分と似た意見しか返ってこなくなるという状況を、閉じた小部屋で音が反響する物理現象にたとえたものになります。

また、SNSの機能として存在するブロック機能なども、エコーチェンバーを増強することにつながっていると筆者は考えます。医療に関する誤情報をばら撒くほうはこれを意図的に利用し、フォロワーを正しい情報に触れさせないように画策している場合もあり、注意が必要です。

今でこそ有名なひろゆき氏が、初めてメディアに登場したインタビューの中で発した「うそはうそであると見抜ける人でないと（掲示板を使うのは）難しい」という言葉は、現代のネット社会にも通用します。しかし誰もが専門知識を有するわけではないので、簡単にうそを見抜くことはできません。

根拠のない医療情報は無害なものから有害なものまで、オンライン、オフライン問わず存在しています。テレビ、新聞、チラシやDM、クチコミなどさまざまな媒体を通して情報が耳に入るようになっています。書籍においても例外ではなく、ゴシップなどを取り扱う週刊誌から堅実そうな大手出版社の書籍まで、反医療やデマ医療は一コンテンツとして扱われ、実際よく売れております。

正しい医療においては「医療に興味がない読者や視聴者の目を引く驚きの事実」などというものはほぼ存在しません。そのため、そのようなセンセーショナルな見出しをつけやすい内容のもののほうが興味を引きやすいという事実はあります。

しかし、実際に我々の健康を守ってくれるのは、先人たちの努力や苦悩、知恵の結晶であるエビデンスに基づいた医療情報であると考えます。

本書もエビデンスや統計データに基づいた、信頼できるような情報をみなさんにお届けしたい気持ちで作りたいと必死で執筆しました。かつ、それが少しでもみなさんに興味を持ってもらえるような読み物になっていればなおよいと考えていますが、その当初の目的がどこまで実現できたかはわかりません。

親や配偶者、子どもたちなど、自分の家族が困り果てているとき、そこに「正しく」手を差し伸べたいという気持ちは多分みんなが持つものであり、医療の本質でもあります。本書の執筆中も決して忘れないように努めてきました。

事故に遭《あ》ったり病気になったりするというのは、ありふれた日常が失われることにつながり、自身の置かれる環境が一変します。何かが起こる前に予防できたり、正しく対処をしたりすることができれば、家族の日常を守ることができるかもしれません。

筆者は妻が倒れてから、家族が健やかに暮らしていけることがどんなにありがたいことかを改めて認識しました。

健康に関する不安や心配事がなく、家族で穏やかに笑い合っていられることが当たり前ではありません。

読者のみなさんが健やかに暮らしていけるよう、家族が穏やかに笑い合っていられるよう、本書によってその手助けが少しでもできるなら幸いです。

最後に、この書籍を出版するうえで関わってくださった方々、この書籍を手に取り読んでくださった方々に、この場をお借りして感謝の気持ちを述べるとともに、健康を祈らせていただきたいと思います。

それではみなさん、お大事に！

おると

参考文献

Chapter 1　実は間違っている!?　身近なトラブルの対処法

●消費者庁「令和４年度第１回消費生活意識調査結果について」
https://www.caa.go.jp/notice/assets/survey_003_221003_0001.pdf
●東京消防庁「救急搬送データから見る日常生活事故の実態」
https://www.tfd.metro.tokyo.lg.jp/lfe/topics/nichijou/kkhdata/data/r3all.pdf
●消費者庁「子どもの転落事故に注意 ！－落ちるまではあっという間です。事前の対策で事故防止を－」
https://www.caa.go.jp/policies/policy/consumer_safety/caution/caution_061/
●警察庁「子供等の交通事故について」
https://www.npa.go.jp/bureau/traffic/bunseki/kodomo/290323kodomo.pdf
●警察庁「歩行中児童の交通事故の特徴等について」
https://www.npa.go.jp/bureau/traffic/bunseki/kodomo/310328hokouchujidou.pdf
●警察庁「頭部の保護が重要です～自転車用ヘルメットと頭部保護帽～」
https://www.npa.go.jp/bureau/traffic/anzen/toubuhogo.html
●国民生活センター「こどもを抱っこして自転車に乗ることは危険です－転倒・転落によりこどもが頭部に重篤なけがをすることも－」
https://www.kokusen.go.jp/pdf/n-20221116_1.pdf
●警察庁「子供を守るチャイルドシート」
https://www.npa.go.jp/bureau/traffic/anzen/childseat.html
●道路交通法　第七十一条の三第三項
https://elaws.e-gov.go.jp/document?lawid=335AC0000000105
●国民生活センター「スライサーで指先にけがをする事故が多発 ！」
https://www.kokusen.go.jp/news/data/n-20230118_1.html
●CNN「飼い犬になめられて感染症に、63歳男性死亡　ドイツ」
https://www.cnn.co.jp/world/35145919.html

●東京消防庁「指等を切断する事故に注意 ！」
https://www.tfd.metro.tokyo.lg.jp/lfe/topics/nichijou/setsudan.html
●東京消防庁「STOP ！ 子どもの事故」
https://www.tfd.metro.tokyo.lg.jp/lfe/topics/stop/pdf/stop_all.pdf
●米国小児科学会運営　healthy children.org
https://healthychildren.org/English/safety-prevention/at-play/Pages/Trampolines-What-You-Need-to-Know.aspx
●Health Day「Surgeons Warn of Trampolines' Down Side」
https://consumer.healthday.com/fitness-information-14/trampolining-health-news-285/surgeons-warn-of-trampolines-down-side-724795.html
●(公財) 日本水泳連盟地域指導委員会「安全水泳の実態」
http://swim.or.jp/fwp/wp-content/uploads/2021/02/1497526190-2017_41th_sidousya.pdf
●ギネス世界記録「Most venomous gastropods」
https://www.guinnessworldrecords.jp/world-records/83129-most-venomous-gastropods
●消防庁「過去の全国における熱中症傷病者救急搬送に関わる報道発表一覧」
https://www.fdma.go.jp/disaster/heatstroke/post1.html
●東京消防庁「夏本番前から熱中症予防対策を!!」
https://www.tfd.metro.tokyo.lg.jp/lfe/topics/202005/heat.html
●東京都監察医務院「夏の熱中症死亡者数の状況」
https://www.hokeniryo.metro.tokyo.lg.jp/kansatsu/heatstroke/index.html
●国土交通省「河川水難事故防止 ！「川で遊ぶ前に」」
https://www.mlit.go.jp/river/kankyo/anzen/index1.html
●e-Stat「不慮の事故による死因（三桁基本分類）別にみた年次別死亡数及び死亡率（人口10万対)」
https://www.e-stat.go.jp/dbview?sid=0003411674
●Accidental hypothermia: characteristics, outcomes, and prognostic factors-A nationwide observational study in Japan (Hypothermia study 2018 and 2019).Acute Medicine & Surgery. 2021; 8 (1): e694.

Chapter 2 子育て＆子どもの成長にまつわる病気や危険

●服部義ほか:発育性股関節形成不全(脱臼)の全国多施設調査の結果報告. 日小整会誌（J Jpn Ped Orthop Ass）26（2）：343–351, 2017.
●東京消防庁「乳幼児の窒息や誤飲に注意」
https://www.tfd.metro.tokyo.lg.jp/lfe/topics/children/tissoku/
●日本小児科学会「Injury Alert（傷害速報)」
http://www.jpeds.or.jp/modules/general/index.php?content_id=35
●内閣府「食品安全委員会による食品健康影響評価（リスク評価)」
https://www.fsc.go.jp/sonota/kikansi/24gou/24gou_2.pdf
●厚生労働省「成長曲線を描いてみよう」
https://www.mhlw.go.jp/shingi/2004/02/dl/s0219-4a_031.pdf
●厚生労働省「麻しん風しん予防接種の実施状況」
https://www.mhlw.go.jp/bunya/kenkou/kekkaku-kansenshou21/hashika.html
●国立感染研究所「東日本大震災に関連した破傷風」
https://www.niid.go.jp/niid/ja/tetanis-m/tetanis-idwrs/2949-idwrs-1245.html
●梅本大地ら：当院における破傷風 11 例の臨床的検討.臨床神経 2021;61:537-542

Chapter 3 専門医が教える！ 家族を守るために役立つ整形外科の新常識

●経済産業省「電動キックボード市場のご紹介」
https://www.meti.go.jp/shingikai/mono_info_service/mobility/pdf/001_05_03.pdf
●Aleksi Reito et al. Incidence of Electric Scooter–Associated Injuries in Finland From 2019 to 2021: JAMA Netw Open. 2022;5(4):e227418.
●政府オンライン広報「電動キックボードに関する交通ルールを確認しましょう ！」
https://www.gov-online.go.jp/useful/article/202306/2.html

●一般社団法人　日本自動車工業会
「2021年度　二輪車市場動向調査　報告書」
https://www.jama.or.jp/release/docs/release/2022/20220420_2021Motorcycle.pdf
●e-Stat「道路の交通に関する統計 交通事故の発生状況」
https://www.e-stat.go.jp/dbview?sid=0003287753
●Newgard, Craig D et al. National guideline for the field triage of injured patients: Recommendations of the National Expert Panel on Field Triage, 2021 : Journal of Trauma and Acute Care Surgery 93(2):p e49-e60
●警視庁「二輪車の交通死亡事故統計（2022年中）」
https://www.keishicho.metro.tokyo.lg.jp/kotsu/jikoboshi/nirinsha/2rin_jiko.html
●Maron B. J, et al. Clinical profile of commotion cordis：an under appreciated cause of sudden death in the young during sports and other activities. J Cardiovasc Electrophysiol 1999；10：114-120.
●道路交通法　第六十六条
https://elaws.e-gov.go.jp/document?lawid=335AC0000000105#633
●道路交通法　第百十七条の二第一項第三号、
第百十七条の二の二第一項第七号
https://elaws.e-gov.go.jp/document?lawid=335AC0000000105#633
●警視庁「交通違反の点数一覧表」
https://www.keishicho.metro.tokyo.lg.jp/menkyo/torishimari/gyosei/seido/tensu.html
●道路交通法第　第七十五条一項四号
https://elaws.e-gov.go.jp/document?lawid=335AC0000000105#633
●日本骨粗鬆症学会　日本骨代謝学会　骨粗鬆症財団「骨粗鬆症の予防と治療ガイドライン　2015年版」
http://www.josteo.com/ja/guideline/doc/15_1.pdf
●骨粗鬆症財団「数字で見る骨粗しょう症」
https://www.jpof.or.jp/osteoporosis/tabid265.html
●Ilich JZ, Badenhop NE, Matkovic V. Primary prevention of osteoporosis: pediatric approach to disease of the elderly. Womens Health Issues 1996; 6: 194-203.

●Carrie Fassler AL, Bonjour JP. Osteoporosis as a pediatric problem. Pediatr Clin North Am 1995; 42: 811- 24.
●辰巳徹志ら. 高齢者大腿骨頸部骨折患者の生命予後.骨・関節・靭帯 15 (2) 139-144, 2002.

Chapter 4 今さら聞けない整形外科の常識と疑問

●Cervical arterial dissections and association with cervical manipulative therapy: a statement for healthcare professionals from the american heart association/american stroke association
●厚生労働省「医業類似行為に対する取扱いについて」
https://www.mhlw.go.jp/topics/bukyoku/isei/i-anzen/hourei/061115-1a.html
●e-Stat「国民生活基礎調査」
https://www.e-stat.go.jp/stat-search/files?page=1&layout=normal&toukei=00450061&metadata=1&data=1
●Furlan AD, et al. Massage for low-back pain. Cochrane Database Syst Rev 2015; (9): CD001929.
●Sritoomma N, et al. The effectiveness of Swedish massage with aromatic ginger oil in treating chronic low back pain in older adults: a randomized controlled trial. Complement Ther Med 2014; 22: 26.
●Majchrzycki M, et al. Deep tissue massage and nonsteroidal anti-inflammatory drugs for low back pain: a prospective randomized trial. ScientificWorldJournal 2014; 2014: 287597
●Brosseau L, et al. Ottawa Panel evidence-based clinical practice guidelines on therapeutic massage for low back pain. J Bodyw Mov Ther 2012; 16: 424.
●国民生活センター「手技による医業類似行為の危害」
https://www.mhlw.go.jp/stf/shingi/2r9852000002lamn-att/2r9852000002latt.pdf
●厚生労働省医政局医事課「施術所の名称等について」
https://www.mhlw.go.jp/content/10801000/001056856.pdf#page=11

●柔道整復師法
https://elaws.e-gov.go.jp/document?lawid=345AC1000000019_20220617_504AC0000000068
●Lumbar supports for prevention and treatment of low back pain
https://www.cochranelibrary.com/cdsr/doi/10.1002/14651858.CD001823.pub3/full
●JPHCにおける主な要因によるがんの相対危険度
https://www.ncc.go.jp/jp/other/shinsai/higashinihon/cancer_risk.pdf

Chapter 5 スポーツ好きのご家庭が知っておきたい医学知識

●van Rijn RM et al. What is the clinical course of acute ankle sprains? A systematic literature review. Am J Med, 121 (4) : 324-331 e326, 2008.
●Oda Y et al. Refractory gastric ulcer due to undisclosed use of topical diclofenac epolamine patches. Acute Med Surg, 8：e710, 2021
●Hirose S et al. Gastrointestinal bleeding associated with chronic excessive use overdosing with topical ketoprofen patch in elderly patient. Scandinavian Journal of Gastroenterology 53 (1), 120-123, 2017-10-18
●Andrews PA & Sampson SA. Topical non-steroidal drugs are systemically absorbed and may cause renal disease. Nephrol Dial Transplant, 14：187-189, 1999
●M Fredericson et al. Stress fractures in athletes. Top Magn Reson Imaging. 2006 Oct;17(5):309-25.
●Smidt N, et al."Corticosteroid injections, physiotherapy, or a wait-and-see policy for lateral epicondylitis: a randomised controlled trial. Lancet. 2002)
●慶應義塾大学薬学部「医薬品の第三者への転売・譲渡の違法性に関する消費者の意識調査」
https://www.jstage.jst.go.jp/article/jjdi/22/1/22_30/_pdf

おると

整形外科専門医。診療にあたりながら、自身の転職経験をもとにしたブログ「フリドク」やX（旧Twitter）を2018年より開始。正しい医療をわかりやすく発信するスタイルや世間のネットニュースについての専門医目線での解説、ニセ医療解説などが大きな反響を呼び、現在12万人を超えるフォロワーを有する（2023年10月時点）。

整形外科医《せいけいげかい》が教《おし》える
家族《かぞく》の身体《からだ》を守《まも》る医学的《いがくてき》ライフハック

2023年12月26日　初版発行

著　者　おると
発行者　山下直久
発　行　株式会社 KADOKAWA
〒102-8177 東京都千代田区富士見 2-13-3
電話 0570-002-301（ナビダイヤル）
印刷所　図書印刷株式会社
製本所　図書印刷株式会社

●お問い合わせ
https://www.kadokawa.co.jp/（「お問い合わせ」へお進みください）
※内容によっては、お答えできない場合があります。
※サポートは日本国内のみとさせていただきます。
※ Japanese text only

定価はカバーに表示してあります。

ISBN 978-4-04-606586-5 C0077